压疮防治问答

主 编 蒉 纲 廖明娟

世界图书出版公司

上海·西安·北京·广州

图书在版编目(CIP)数据

压疮防治问答 / 黄纲,廖明娟主编. —上海：上海世界图书出版公司,2018.7
ISBN 978-7-5192-4672-3

Ⅰ.①压… Ⅱ.①黄… ②廖… Ⅲ.①褥疮-防治-问题解答 Ⅳ.①R632.1-44

中国版本图书馆CIP数据核字(2018)第108260号

书　　名	压疮防治问答	
	Yachuang Fangzhi Wenda	
主　　编	黄　纲　　廖明娟	
责任编辑	马　坤	
封面设计	袁　力	
出版发行	上海世界图书出版公司	
地　　址	上海市广中路88号9-10楼	
邮　　编	200083	
网　　址	http://www.wpcsh.com	
经　　销	新华书店	
印　　刷	上海景条印刷有限公司	
开　　本	787 mm× 960 mm　1/16	
印　　张	8.75	
字　　数	120千字	
版　　次	2018年7月第1版　　2018年7月第1次印刷	
书　　号	ISBN 978-7-5192-4672-3/ R·447	
定　　价	39.00元	

主编简介

黄　纲　男，副主任医师，硕士研究生导师，顾氏外科第五代传人

　　全国第四批名老中医药专家继承人，获国家中医药管理局优秀老中医药专家继承人表彰。师承唐汉钧、崔公让教授。擅长皮肤疮疡、周围血管病、乳腺病、甲状腺病治疗，尤其在慢性伤口治疗方面具备丰富经验，兼任上海中医药学会外科分会副主任委员、中华中医药学会外科分会委员、中华中医药学会外治分会委员、中国中西医结合学会周围血管病专业委员会创面修复学组委员等。主持、参与科技部、国家中医药管理局等各级科研课题11项；发表论文54篇；参与编写教材2部，主译专著3部，撰写专著5部。

廖明娟　女，医学博士，主治医师，顾氏外科第六代传人

　　全国第六批名老中医药专家继承人。师承唐汉钧、陈红风、曹烨民教授。擅长皮肤疮疡、乳腺病、周围血管病治疗，从事慢性伤口临床和机制研究10余年。兼任上海中医药学会外科分会委员、上海中医药学会乳腺病分会委员、中国中西医结合学会周围血管病专业委员会创面修复学组青年委员。作为负责人承担国家自然科学基金（青年）1项及上海市科委、上海市卫计委、上海交通大学课题多项；发表论文20余篇；参与编写教材1部，撰写专著2部，译作3部。

方 勇

医学博士、主任医师、博士研究生导师

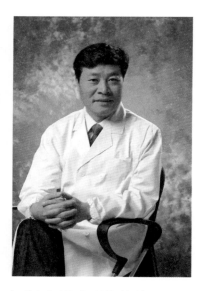

上海交通大学医学院创伤医学研究所所长，上海交通大学医学院附属第九人民医院常务副院长。现任中华医学会烧伤外科分会委员，中华医学会创伤学分会组织修复学组委员，中华医学会上海分会烧伤外科专科委员会副主任委员，中华医学会上海分会整形外科专科委员会委员，上海医师协会烧伤外科分会副会长，中国医师协会美容整形分会委员。擅长危重烧伤及各种烧烫伤的救治（包括火焰烧伤，电击伤，各种原因的化学烧伤等）、烧伤后期的整形、创伤整形和医学美容。近3年获得国家、上海市等各项科研课题十余项。在核心期刊共发表论文60余篇，其中SCI收录7篇。获上海市医学科技成果奖和华夏医学成果奖各1项。

编委会名单

前　言

　　压疮是一个全球性的健康问题,常见于老年、脊髓损伤、重症和长期卧床患者。压疮严重影响着患者的健康状况及生活质量,同时增加了照护者的照顾负荷,给家庭和社会带来巨大压力。在临床实践过程中,我们发现,大众对压疮预防和护理治疗方面存在认识不足,因此,我们将患者及家属经常提出的问题汇编成册,希望使大家更好认识该疾病,从而对预防、护理、治疗压疮有所裨益。

　　本书用问答的形式进行编排,介绍了压疮的常识、压疮的危险评估、压疮的预防、压疮分期及处理、压疮局部处理、压疮营养治疗、中医药防治等内容。凡此种种,我们都基于临床实践中遇到的患者们的具体问题,一一给出解答。

　　本书作者主要是上海交通大学医学院附属第九人民医院中医长皮膏科、烧伤科、创面修复科成员,在编写过程中得到了上海交通大学医学院附属第九人民医院创面修复科谢挺主任的热心帮助,上海交通大学医学院创伤医学研究所所长、上海交通大学医学院附属第九人民医院方勇教授审阅修正,世界图书出版上海有限公司编辑审稿加工,以及上海市进一步加快中医药事业发展三年行动计划项目(ZY3-JSFC-1-1007)的支持,在此表示衷心的感谢。同时,参考和借鉴了许多文献资料,谨在此一并向作者表示深切的谢意。

　　本书内容全面、图文并茂、通俗易懂,旨在为压疮患者及家属提供正确预防和处理压疮的理论和实践指导。压疮患者和家属阅读学习之后，按照书中理论加以实践，可从中获益，帮助压疮患者树立对抗疾病的信心，减轻患者痛苦，缩短病程，促进伤口愈合。本书也可供从事慢性伤口工作的广大医护人员参考，造福于更多的患者。由于我们水平有限，本书难免存在各种疏漏，尚祈同行和广大读者指正，以便再版时修正和补充。

编　者

目 录

第一章
压疮的常识

　　随着人口老龄化及各种慢性疾病、创伤的高发，压疮的发生率也呈上升趋势，成为全球关注的健康问题。压疮的发生，给患者带来很大的痛苦和不适，加重护理人员和家庭的负担，大量耗费医疗资源。如何有效预防和处理压疮是全球医疗护理面临的新挑战。本章主要阐述皮肤的结构和功能，以及压疮的基本知识。

1. 皮肤是怎样构成的

　　皮肤是人体最大的器官，总重量约占个体重量的16%，成人皮肤总面积约为1.5 m²。不包括皮下组织，皮肤的厚度为0.5～4 mm，存在较大的个体、年龄和部位差异，如眼睑、外阴、乳房的皮肤最薄，厚度约为0.5 mm，而掌跖部位皮肤最厚，可达3～4 mm。皮肤由外向内分为3层：表皮、真皮及皮下组织，每一层都在维持皮肤健康中扮演着重要的角色（图1-1）。

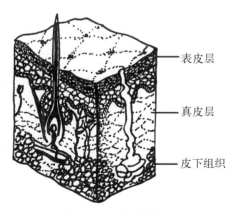

表皮层

真皮层

皮下组织

图1-1　皮肤的结构

2. 表皮是什么

　　表皮位于皮肤的最上层。厚度约为0.1 mm，主要的功能是更新细胞和细胞的新陈代谢。表皮在组织学上属于复层鳞状上皮，主要由角质形成细胞、黑素细胞、朗格汉斯细胞和麦克尔细胞等构成。角质形成细胞是表皮的主要结构细胞，数量占表皮细胞的80%以上。表皮又分为5层，由外到里分别是角质层、透明层、颗粒层、棘层和基底层（图1-2）。表皮从最里边的基底层开始，不断往外生长繁殖，最后完全角化形成最外面的角质层，角质层细胞会不断脱落。表皮基底层细胞向外增长到完成角化转变，老一代角质细胞剥脱，一般需时28天，这一周期称为表皮生长周期，也就是我们平常所说的新陈代谢。真皮与表皮之间依靠基底膜带紧密连接。表皮无血管分布，血液中的营养物质就是通过基底膜带进入表皮，而表皮代谢产物也是通过基底膜带才可进入真皮。

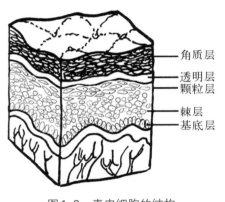

角质层
透明层
颗粒层
棘层
基底层

图1-2　表皮细胞的结构

3. 真皮是什么

　　真皮位于皮肤的中央层，结构比表皮复杂，是皮肤的核心部分，由纤维、基质和细胞成分组成。真皮可以分为两层，即浅部的乳头层和深部的网状层，两层之间没有明显的界线。真皮层含水量占身体总水量的18%～40%，能保持皮肤水分。真皮内的胶原纤维、弹力纤维交织成网状，能使肌肤富于弹性，并增加其柔韧度及适应的能力（图1-3）。我们形容年轻时"满满的胶原蛋白"，就是指胶原纤维和弹力纤维，皮肤就会又弹性又紧致。随着年龄增长，这两大纤维会逐渐受损、硬化、断裂，这样就会导致真皮层网状结构疏松，形成凹陷，在皮肤表面就会出现皱纹和松弛，皮肤就老化了。另外，真皮层还包含血管、淋巴管、神经等。真皮层下方是

"烫伤、外伤，如深达真皮层或真皮层下，会留伤疤。"

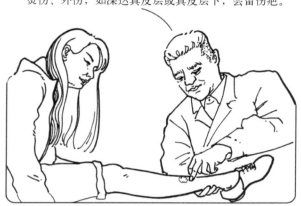

图1-3 为什么会留疤

皮下组织。

4. 皮下组织是什么

皮下组织是皮肤的最里层。它主要是脂肪组织，又称皮下脂肪层，含有血管、淋巴管、神经和汗腺等。它的厚薄变动很大，瘦者薄，胖者厚。皮下组织是表皮、真皮的厚实的衬垫，可以保护上层的细胞，提供缓冲的作用，以预防外界的撞击。皮肤的结构除了表皮、真皮及皮下组织，还包括各种皮肤附属器。

5. 皮肤附属器有哪些

皮肤附属器包括毛发、皮脂腺、汗腺和指甲。皮肤中除各种附属器外，还含有丰富的血管、淋巴管、神经和肌肉。皮肤的这些结构共同发挥它们的生理功能，满足人体的需要。

6. 皮肤的生理功能有哪些

皮肤是人体最大的器官，覆盖于人的整个体表，是机体内、外环境的分界,具有屏障、吸收、分泌和排泄、体温调节、感觉、代谢、免疫等生理功能。

7. 什么是皮肤的屏障功能

（1）对物理性损伤的防护

皮肤对机械性损伤（如摩擦、挤压、牵拉及冲撞等）有较好的防护作用。皮肤对电损伤、光线及紫外线有防护作用。

（2）对化学性刺激的防护

角质层细胞是皮肤防护化学性刺激的最主要结构,有抗弱酸和抗弱碱的作用。

（3）对微生物的防御作用

皮肤角质层细胞排列致密,能机械性防御微生物的侵入；皮肤表面弱酸性环境不利于某些微生物生长繁殖；皮脂中甘油三酯分解成的游离脂肪酸对细菌和真菌也有一定的抑制作用。

（4）对防止营养物质的丢失

正常皮肤的角质层可防止营养物质、电解质的丢失,皮肤表面的皮脂膜也可大大减少水分丢失。正常情况下,成人经皮肤丢失的水分每日为240～480 ml（不显性出汗）,但如果角质层全部丧失,每日经皮丢失的水分将增加10倍以上。

8. 什么是皮肤的吸收功能

皮肤的吸收功能主要是通过角质形成细胞间隙及附属器进入真皮。角质层是经皮吸收的主要途径,其次是毛囊、皮脂腺、汗腺。皮肤的吸收功能受部位、被吸收物质的理化性质、外界环境及病理情况等多种因素影响。皮肤能防止水分从体内丢失,防止某些化学物质通过皮肤进入体内。皮肤具有一定的吸收外界物质的能力,有些药物如汞、硼酸、酚、铅、有机磷等可经皮肤吸收后引起中毒甚至死亡。黏膜吸收作用较强,婴儿吸收作用较成人强,掌跖部位吸收能力最弱。

9. 什么是皮肤的分泌和排泄功能

皮肤的分泌和排泄主要通过汗腺和皮脂腺完成。当环境温度高于31℃或剧烈运动时,显性出汗。在正常的室温下,只有不显性出汗。大脑皮质活动出汗增多,称为精神性排泄。吃辛辣性食物出汗,称为味觉性出汗。人体通过排汗可散热降温,以维持正常的体温。汗液排出后与皮脂混合,形成弱酸性乳状脂膜,能润泽皮肤和抑制某些细菌的生长,起到保护作用。

10. 什么是皮肤的体温调节功能

由于皮肤的调节作用,人体体温经常保持在36~37℃。当外界气温升高时,皮肤血管扩张,汗腺分泌增加,使体内多余的热量散发,不至于发生中暑现象。外界气温降低时皮下微血管收缩,汗腺分泌减少,从而防止体内热量的散发,以维持人体的正常体温。

11. 什么是皮肤的感觉功能

皮肤的感觉分为两类,一类是单一感觉,如触觉、痛觉、压觉、冷觉和温觉;另一类是复合感觉,如湿、糙、硬、软、光滑等。此外,皮肤还有形体觉、两点辨别觉和定位觉等。瘙痒是一种引起搔抓欲望的不愉快感觉,是属于皮肤黏膜的一种特有感觉。这些感觉有的通过大脑皮质分析判断,作出有益机体的反应,保护机体免受进一步的伤害,如对烫的回缩反射等。

12. 什么是皮肤的代谢功能

皮肤与其他组织器官一起参与整个机体的代谢活动。皮肤中各种成分的形成及其生理功能的发挥,都需要经过一定的生化代谢过程才能完成。皮肤中的水分主要分布在真皮,皮肤有炎症时,水分的蒸发显著增多。当机体脱水时,皮肤可提供其水分的5%～7%,以维持循环血量的稳定。皮肤中的电解质以钠、氯含量最高,还包括钾、钙、镁、磷、铜和锌等,各有其不同的生理作用。皮肤中糖的正常代谢维持皮肤的正常状态。表皮的葡萄糖含量约为血糖的2/3,糖尿病患者的皮肤中葡萄糖含量增加,所以容易出现细菌和真菌感染。此外,皮肤还参与蛋白质代谢、脂类代谢等。

13. 什么是皮肤的免疫功能

皮肤是重要的免疫器官。多年前,"皮肤免疫系统"的概念被提出,它包括免疫细胞和免疫分子两部分,共同形成一个复杂的网络系统,并与体内其他免疫系统相互作用,维持着皮肤微环境和机体内环境的稳定。在外界物质接触或进入皮肤组织时,皮肤内的一些具有特别功能的细胞会对它们进行识别、信息传递和记忆或产生吞噬和排斥反应,并在体内产生一些特殊的细胞成分、细胞因子、免疫球蛋白和补体等,所有这些反应,统称为免疫反应,它既是机体的一种自我保护机制,也是许多皮肤病发生的基本原因。这些皮肤病中也包括本书的"主角"——压疮。

14. 什么是压疮

近年来,国内外对压疮相关概念提出了许多新的理解和看法,2016年4月美国压疮咨询委员会(NPUAP)对压疮的定义及分期进行了更新,指出压疮是发生在皮肤和(或)潜在皮下软组织的局限性损伤,通常发生在骨隆突处或皮肤与医疗设备接触处。该压力性损伤可表现为局部组织受损但表皮完整或开放性溃疡,并可能伴有疼痛。剧烈和(或)长期的压力或压力联合剪切力可导致压力性损伤出现。皮下软组织对压力和剪切力的耐受性受环境、营养、灌注、并发症和软组织条件的影响。

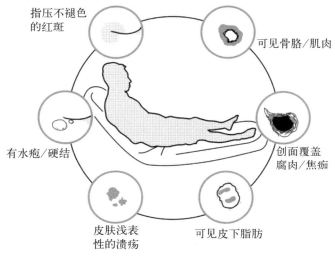

指压不褪色的红斑

可见骨骼/肌肉

有水疱/硬结

创面覆盖腐肉/焦痂

皮肤浅表性的溃疡

可见皮下脂肪

图1-4 压疮的表现

该指南将常用术语"压疮"改为压力性损伤，因为"压力性损伤"这一术语能准确地描述完整、溃烂的皮肤损伤。但由于"压疮"这一说法已经约定俗成，因此本书依然使用"压疮"这一常用术语，相关内容已经按最新指南编写。

压疮常见于瘫痪、昏迷、年老体弱等长期卧床或坐轮椅的患者，是医院和养老院普遍存在且非常严重的护理问题。多年来，"压疮"一词几乎已成为劣质护理的代名词，压疮的护理被认为是评价患者护理质量的关键指标之一（图1-4）。

15. 压疮发生的原因是什么

压疮是由于长期体重压迫，皮肤和脂肪、肌肉的血液循环发生障碍，从而出现组织坏死，最终形成压疮。它是多种因素相互作用的结果，可分为外源性因素、内源性因素及诱发因素。外源性因素产生于软组织之上的机械应力，包括压力、剪切力及摩擦力。内源性因素决定于软组织衰竭的敏感性,包括营养不良、贫血、大小便失禁、感染及年老等。患者坐卧的姿势、护理人员移动患者的技术等诱发因素也可能导致压疮发生。在这些病理因素中,压疮发生的主要原因是长期压迫不活动。

16. 压疮形成的外源性因素有哪些

引起压疮发生的外源性因素主要是力学因素,包括压力、剪切力和摩擦力(图1-5)。此外,局部皮肤外环境的改变也是引起压疮的另一个重要因素。

（1）压力

是造成皮肤损伤的最重要的因素。是由于自身的体重而施加于身体的力。正常的毛细血管压是15～30 mmHg(2～4 kPa),外部施加的压力超过30 mmHg(4 kPa),受压时间持续超过2～4小时,就会影响局部组织的微循环,限制血液流动,引起软组织局部缺血,从而导致压疮。

（2）剪切力

是引起压疮的第二位原因。是指不同层次或部位的组织间发生不同方向运动时产生的一种力,是施加于相邻物体表面,引起相反方向的进行性平行滑动的力。它作用于人体皮肤深层,可引起组织相对移位,能切断

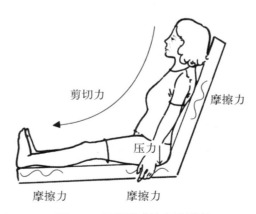

图1-5　压疮形成的力学因素

较大区域的血液供应，导致组织氧张力下降，同时组织间的带孔血管被拉伸、扭曲和撕拉，可引发深部坏死。如果将受压部位的血管比喻为水管的话，压力是将水管挤扁，而剪切力是将水管折弯，所以剪切力更容易阻断血流。剪切力持续30分钟以上可造成深部组织不可逆损害，因此剪切力比垂直方向的压力更具危害。

（3）摩擦力

身体移动时对皮肤反方向的牵拉作用即摩擦力。搬动患者时的拖拉动作、床单皱褶或有渣屑等是临床常见的摩擦来源。摩擦力可破坏皮肤角质层，使表皮的浅层细胞与基底层细胞分离，发生充血、水肿、出血、炎症细胞聚集及真皮坏死。同时由于皮肤屏障作用受损，病原微生物易于入侵，组织更易受压力所伤。此外，摩擦力可使局部温度升高，促成了代谢障碍的出现及压疮的最终形成。

（4）皮肤潮湿

大小便失禁、出汗、引流液污染及烧伤创面渗出等因素引起局部潮湿导致皮肤浸渍、松软，弹性和抵抗力减退，局部组织受压和摩擦更易造成损伤。在潮湿环境下患者发生压疮的危险性会增加5倍。

17. 压疮形成的内源性因素有哪些

除了外源性因素，还有内源性因素，即患者自身的一些因素也会促使压疮的发生。

（1）活动度和移动度

患者自主改变体位的能力受损，活动或移动受限使患者局部受压时间延长，压疮发生机会增加。卧床时间越长越容易得压疮。临床上脊髓损伤、年老体弱、外科手术后制动患者都是压疮发生的高危人群。

（2）营养状况

营养不良与压疮发生密切相关。据报道，有低蛋白血症（白蛋白含量小于35g/L）的患者中75%易患压疮，而白蛋白水平正常者只有16.6%。

营养不良对机体的影响是多方面的,营养不良的患者常发生负氮平衡、严重贫血、低蛋白血症、肌肉萎缩和皮下脂肪减少,皮肤对外来性压力的感受性减弱,分解代谢加强,免疫功能障碍。而各种营养成分中的蛋白质、维生素、热量的摄入不足,致使皮肤抵抗力降低,易导致压疮发生。

（3）年龄

老年人是压疮发生最常见的高危人群。组织的再生能力随着年龄的增加而减退,加上血管硬化,使局部血液供应减少。老年人体力下降,活动能力下降,皮肤弹性下降,皮脂腺分泌功能减缓,皮肤变得松弛干燥就容易损伤。

（4）温度

温度每升高1℃,组织代谢需氧量增加10%,当组织持续受压缺血缺氧时和营养物质供应不足,合并体温升高引起的代谢需求增加,可大大增加压疮的易感性。

（5）感觉

感觉丧失的患者感受不到过度压迫的疼痛刺激,从而不会自动变换体位,容易引起身体某些局部皮肤长期受压易发生压疮。感觉受损合并移动度降低是压疮发生的主要原因。

（6）应激反应

当机体受到急性损伤、失血休克等刺激,会发生应激反应,引起机体的代谢改变和功能变化,使组织的抗压能力降低,引起一系列病理变化,导致压疮的发生。

18. 压疮形成的其他因素有哪些

（1）吸烟

吸烟者的压疮危险性显著升高。吸烟者足跟压疮是非吸烟者的4倍,吸烟量与压疮的发生率及严重程度呈正相关。吸烟者在血液循环过程中,一氧化碳与血红素的结合降低了对氧的运输能力,吸入的尼古丁会使周围血管收缩,影响伤口愈合。

（2）精神压力

心理压抑、情绪打击可引起机体的应激反应,诱发和加重现有疾病,造成患者脆弱易感状态,抵抗力下降,从而为压疮的发生提供了机会。精神抑郁患者因忽视对皮肤的护理而易发生压疮。

（3）并发症

各种并发症如糖尿病、外周血管疾病、心肺功能不全、免疫缺陷或使用糖皮质激素、恶性肿瘤等都可能造成组织灌流不足,增加压疮的危险性,或影响创面愈合。

（4）医疗因素

医疗设施、人力、护理技术等医疗条件对压疮的发生有明显影响。有些住院患者可能因为治疗的需要限制体位或不允许翻身,如石膏固定和牵引、呼吸机的使用、各种引流管等,患者的活动受到了限制,容易使肢体的血液循环受阻,从而增加发生压疮的危险性。

19. 压疮是怎样形成的

压疮是由多种因素共同作用引起的一系列复杂的病理生理变化过程,涉及物理学、病理学、形态学以及组织学等多学科知识。目前已被广泛接受的压疮发生机制是持续外力作用导致的缺血缺氧性损伤。压力、剪切力等是压疮产生的最主要原因,缺血缺氧再灌注损伤是压疮发生的重要机制。自20世纪70年代以来,压疮的研究重点开始从外部力学因素转移至内部病理生理学因素,目前压疮的形成机制有几种假说。

（1）缺血性损伤学说

该学说认为,压疮的实质是组织受压后毛细血管血流被阻断导致局部缺血。当外加压力大于外周血管内压力,或皮肤受牵拉阻断血流均可产生缺血;同时皮肤磨损和微小损害可促使外周血管血栓形成,也可导致缺血。研究发现，动物缺血 2 h 后产生的反应性充血常伴有动静脉出血、间隙水肿和血管内改变，形态学变化如同炎症的早期，这种损伤初期为可逆性损伤。缺血 4 h 后血液浓缩，血黏度增加，血栓形成而出现水肿。解除压迫后血管再通十分缓慢，此时产生的组织创伤是不可逆的。

（2）缺血再灌注损伤学说

缺血再灌注损伤是近年来研究比较多的机制，也被认为是压疮发生非常重要的机制。缺血再灌注损伤是指组织器官缺血一段时间，当血液重新恢复后，反而导致组织器官损伤进一步加重的现象。研究发现，缺血再灌注产生的自由基与细胞损伤乃至压疮的发生有关。

（3）细胞变形学说

近年来细胞持续变形对组织损害的作用机制逐渐成为焦点。有学者提出，细胞变形、细胞损伤与压疮形成有关。有研究在分析组织内部应力与压力性损伤之间的关系时，发现持续外力作用导致的组织变形本身就是引起深部组织损伤的重要原因，并进一步对此提出了一个完整的假设：外力造成细胞变形使细胞膜通透性增加，导致细胞内钙离子内流增多。而钙离子浓度增加可以激活磷脂酶 A2 和钙依赖性蛋白酶，影响线粒体功能，使活性氧族不断产生。这些反应使超载的钙离子成了一个潜在的危险因素。

（4）代谢障碍学说

病理生理研究发现，毛细血管受压后血管完全或部分闭塞，血流灌注状态改变，使组织的氧和营养供应不足；水和大分子物质的输入、输出平衡遭破坏，血浆胶体渗透压和组织液的流体静水压改变，最终产生细胞损伤。同时局部缺血阻碍了组织间液和淋巴液的流动，废物在受伤区域堆积，导致组织水肿，最终出现压疮。

上述四种假说，都是有一定道理的证据支持的。可见在治疗压疮时，应该着重解决血液循环的问题，并且要防治感染，及时有效地进行持续式的清创和促进组织再生。

20. 压疮的发生率如何

每年有多少人发生压疮？压疮患者是否每年在增加？这就需要了解压疮的现患率和发生率。现患率和发生率是流行病学特征的重要指标，近年来各国都十分重视压疮现患率和发生率的调研和监测。美国国家压疮专家咨询小组（national pressure ulcer advisory panel，NPUAP）将压疮现患率定义为：在特定时间内特定人群中压疮患者总数与该人群的百分比；发生率定义为：在特定时间内特定人群中压疮患者新发数与该人群的百分比。现患率能揭示压疮的发病趋势，发生率能评价压疮的医护质量。随着社会人口的不断增长和日益严重的老龄化趋势，压疮的发生率并没有因医疗技术的快速发展而下降，近10年压疮的发生率仍呈上升的趋势。有资料表明：美国的压疮发生率达到2.7%～29.5%，每年大约有6万人死于压疮并发症，其死亡率是没有压疮并发症患者的4倍。

2011年一项多中心联合调研统计了国内多所综合性医院的压疮现患率和发生率，可代表我国部分地区住院压疮患者的基础水平。该调研发现我国综合性医院中压疮现患率为1.579%，医院获得性压疮发生率为0.628%，并提示ICU、老年科、内科是需要加强压疮预防的科室，外科预防重点为手术后卧床患者，而年龄大于70岁的老年人是压疮预防的重点对象。

21. 哪些人容易发生压疮

压疮的发生使患者活动及营养摄取能力下降，给患者的生活带来了很多不便，降低了心理上的健康幸福感，引起痛苦和不适，严重影响患者的生活质量。那么哪些人是压疮的高发人群呢（图1-6）？

- 瘫痪（偏瘫、截瘫或脑瘫患者）。
- 昏迷的患者。
- 大小便失禁的患者。
- 使用支架或石膏的患者。

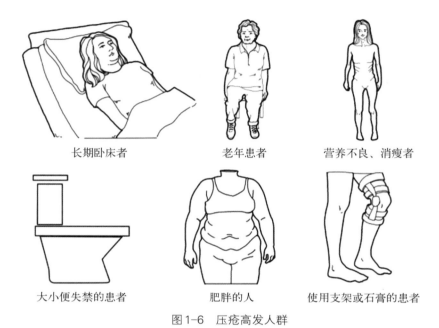

<table>
<tr><td>长期卧床者</td><td>老年患者</td><td>营养不良、消瘦者</td></tr>
<tr><td>大小便失禁的患者</td><td>肥胖的人</td><td>使用支架或石膏的患者</td></tr>
</table>

图1-6 压疮高发人群

- 麻痹患者（肢体麻痹和半身麻痹等）。
- 营养不良、身体衰弱者。
- 严重糖尿病患者。
- 疼痛的患者，为避免疼痛不敢活动。
- 老年人。
- 发热患者。
- 肥胖的人。
- 服用镇静剂的人。

22. 压疮容易发生在哪些部位

压疮多发生于无肌肉包裹或肌肉层较薄、缺乏脂肪组织保护又经常受压的骨隆突处。95%以上的压疮发生于下半身的骨隆突上，67%的溃疡发生于髋及臀部周围，29%发生于下肢。比较典型的压疮发生部位为骶骨、股骨大转子、坐骨粗隆、足跟及外踝，这些解剖部位是患者经常不变换体位时产生压疮最危险的部位。压疮发生的部位与患者的体位有密切的关系，以下为不同体位时压疮的好发部位（图1-7）。

● 仰卧位：枕骨粗隆、肩胛区、肘、脊柱隆突处、骶尾区、足跟；

● 侧卧位：耳区、肩峰、肘区、肋区、髋区、膝关节的内外侧及内外踝；

● 俯卧位：面颊、耳郭、肩区、女性乳房、男性生殖器、髂嵴、膝区、足趾。

● 坐位：对长期坐轮椅的患者而言，坐骨结节是最容易发生压疮的部位。好发于肩胛区、肘区、坐骨结节、足跟区、髂前上棘。

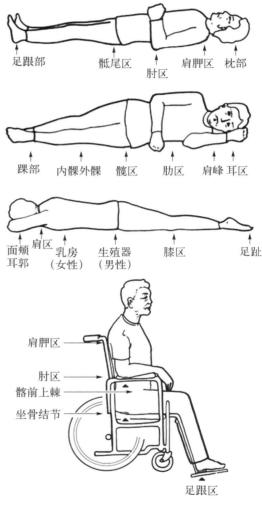

图 1-7 压疮易发部位

23. 压疮发生之后应该怎么办

可以这么说，一旦有压疮发生，就必然存在护理缺陷。很多患者的压疮在发现的时候就已经非常严重了。压疮的突然出现，可能会让一些没有护理经验的家属或护理人员不知所措。一旦发现患者有压疮，应及时解除局部组织的压迫状态,并检查全身皮肤是否有多处压疮。压疮及周围皮肤要保持清洁、干燥,创面每日换药。创面的换药方法应咨询外科医生,不同的创面换药方法大不相同。若患者行动不便无法就医,家属可将拍摄的创面照片提供给医生,以便医生指导如何换药。护理时一定要勤翻身,尽量使用气垫床,避免其他部位的压疮发生。具体的治疗方法及如何预防,在下面的章节将作详细介绍。

24. 压疮会导致哪些并发症

压疮具有发病率高、病程发展快、难以治愈和治愈后易复发的特点。有的患者刚开始发生的压疮可能只有硬币大小,由于处理不当,仅几个月甚至几天就发展成碗口大的重症压疮。老年人由于皮肤老化,修复能力差,使得压疮极难愈合。发生压疮的老年患者较无压疮的老年患者死亡率增加了6倍。因此,压疮是老年患者病死率增加的一个重要原因,千万不能小觑。压疮久治不愈容易导致一系列并发症,如蜂窝织炎、骨髓炎、低蛋白血症、菌血症和败血症等,这些并发症不仅使原有的病情变得更加复杂,治疗更加困难,有时甚至直接加速患者死亡。

25. 压疮并发症有什么危害

败血症是压疮最严重的并发症之一。如果压疮并发败血症,死亡率明显升高。压疮患者大多全身情况较差,创面长期难愈,如护理和换药不当,创面引流不畅,极易出现感染,当机体抵抗力进一步降低时,局部感染加重,细菌在创面大致繁殖,并不断地侵入血液循环,在血中生长繁殖,产生大量毒素,引起一系列全身中毒症状,而导致败血症。压疮是骨突出部位组织长期受压、缺血、坏死所致,当创面感染范围扩大,感染坏死深达骨骼,可引起骨髓炎等骨感染疾病。在美国每年约有6万人因压疮所致的并发症而死亡。一项研究调查了有无压疮在1年内死亡的比率,结果发现无压疮的患者占38%,有压疮的患者占59%。

26. 压疮伤口多久会愈合

　　这是患者和家属都十分关心的问题。压疮愈合一般比较缓慢,愈合时间取决于多种因素,包括压疮的严重程度、有无并发症、患者的全身情况以及治疗护理是否得当等,在后面的章节会做详细介绍。

第二章
压疮的危险评估

　　压疮一旦发生，不但加重患者的病情和护理人员的工作量，也增加了患者及卫生机构的经济负担。因此，通过预防降低压疮发病率是关键。积极评估患者情况是预防压疮键的一步，对发生压疮的危险因素做定性、定量的分析后，对高危患者实行重点预防，可使医疗资源得以合理分配和利用。应用压疮危险因素评估表可作为临床护理工作中确定难免压疮的依据之一，可对有压疮危险的患者提供个体化的护理。

1. 压疮危险评估有什么意义

　　压疮是临床上常见的并发症之一，容易引发或加重感染，其发生不仅会严重影响患者的生活质量，甚至危及生命，并且消耗巨大的医疗资源。尤其大而深的重度压疮患者，常常发生营养不良、低蛋白血症、脓毒血症、恶病质等，可成为致死原因。

　　在我国，由于缺乏有效的反馈监督机制，压疮的发生率较欧美国家更高，据不完全统计，国内60岁以上的住院患者，压疮的发生率高达15%。压疮一旦发生，不仅使住院周期延长，住院费用增加（压疮的平均治疗费大约相当于预防所花费的2.5倍），患者身体精神负担加重，甚至增加死亡率。因此，对于压疮的预防重于治疗（图2-1）。

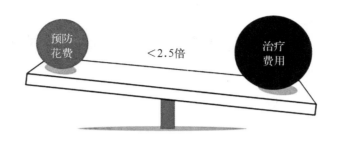

预防重于治疗

图2-1　压疮治疗费用高于预防费用

卫生部在对于综合医院的评审标准中明确要求了需防范与减少患者压疮的发生。要有压疮风险评估与报告制度,有压疮诊疗及护理规范。可见,加强压疮的管理尤为重要,已引起高度重视。除了提高认识和管理上的不足外,首要且最关键的就是进行压疮危险评估。

2. 压疮危险评估有哪些内容

（1）压疮发生的危险因素

进行压疮危险评估,首先要熟悉临床上引起压疮的常见危险因素。

由于压疮多为并发症,故应在患者整个发病阶段进行有效的评估,及时识别高危人群。在对于压疮的发生机制有了一定了解后,可以概括性的将压疮的危险因素分为压力方面和组织耐受方面,以确定压疮危险评估的内容。

1）压力相关性评估内容:压力是形成压疮的主要因素,与压力相关的评估内容主要包括移动力和知觉两方面。① 移动力方面,如患者病情重(重力型)、放置引流管或静脉留置针等(非重力型)限制了翻身;长期卧床、躯体多部位骨折;手术时间超过2小时;镇静药物的使用等。② 知觉感受方面,包括由于智力障碍、嗜睡或抑郁等因素,对周围环境反应缓慢,对疼痛及不适感减弱。

2）组织耐受相关性评估内容：组织能够耐受一定的压力（比如皮肤的屏障作用）。影响组织耐受性的因素可分为外部因素和内部因素。外源性因素产生于软组织上的机械力，包括压力、剪切力及摩擦力等。内源性因素决定于软组织对机械力的敏感性，包括营养不良、基础生理状况、多种疾病的影响等。

（2）压疮的易发部位

压疮的发生与体位有着密切的关系，因此了解压疮的易发部位有助于进行压疮危险的评估。

人平卧在平板上时，身体只有某些部分与平板接触。整个身体的重力分散在这些接触点上，而使接触点上的软组织受到压迫，其中，承受压力大的部位即是压疮最容易发生的部位。这些部位多在受压和缺乏脂肪组织保护、无肌肉包裹或肌层较薄的骨骼隆突处，以及皮肤皱褶处，其中以骶尾部最为多见。

压疮的易发部位与人体卧位有着密切的关系：① 平卧位时，压疮最易发生于枕部、肩胛、肘部、脊椎体隆突处、尾骶部、足跟及足趾等处。② 侧卧位时，易发生压疮的部位主要为耳郭、肩峰、肋部、髋部、膝关节内外侧及内外踝处。③ 俯卧位时，压疮易发生于面颊和耳郭部、肩部、女性乳房、男性生殖器，以及肋缘突出部、髂前上棘、膝部和足趾部等位置。

针对上述影响压疮发生的常见影响因素，应该加强管理，借助评估工具（详见下文）可初步识别高危人群。除限定的评估条目外，应善于思考及观察，适当时也可咨询专家，以制定更详细的评估内容。变被动为主动，才是不断更新、细化评估的意义所在。

3. 压疮危险评估有哪些步骤

（1）什么样的患者有压疮风险？

对压疮危险因素进行评估，第一步要确认患者是否为压疮高危人群。

一般认为，老年人，身体衰弱、营养状态不佳的患者，患有神经系统疾病、糖尿病的患者，肥胖、水肿、疼痛患者，石膏固定患者，大小便失禁患者，使用镇静剂的患者都是好发压疮的风险人群。按照卫生部位的规定，高危人群入院时压疮的风险评估率需达100%。

（2）压疮风险有多大？

实施压疮危险因素评估，首先要根据压疮风险评定量表评定压疮风险，辨识导致压疮的风险因子。应用压疮评估表是预防压疮的关键，也是有效护理和干预的一部分。

（3）如何预防压疮？

通过压疮风险评分等方式基本判定了压疮风险后，最重要的步骤，同时也是之前所有评估工作的目的，就是制定适合个人的压疮防范措施。

4. 压疮危险评估的常用量表有哪些

预防压疮，首先就是要准确预测患者发生压疮的危险。借助压疮评估工具，医生、护士可以快速、准确地判断患者发生压疮的风险程度，以采取有效的临床预防、治疗措施。

理想的评估工具，应具备预测性好，特异度、灵敏度高，以及评分简便等特征。国外通常使用压疮危险评估表（pressure ulcer risk assessment scales, PURAS）来预测患者发生压疮的危险性。PURAS压疮危险评估表最早出现于20世纪60年代，数十年来，新的PURAS不断地被制定出，大量的应用和评价性研究也随之出现。目前国内主要引用国外一些经典评估量表来预测成人尤其是老年人发生压疮的危险性，包括Braden量表、Norton量表和Waterlow评分表。在选取评估工具时，应当综合考虑病种、病程演变、疾病危险度、住院时间等因素；在使用量表时，需要认真评估，及时记录，并且做到医护、医患沟通。

（1）Braden量表（表2-1）

表2-1　Braden量表

评分项目	分　值			
	1分	2分	3分	4分
感觉	完全受限	非常受限	轻度受限	没有表现
潮湿	持久潮湿	非常潮湿	偶尔浸湿	很少浸湿
移动	卧床	局限于椅	偶尔行走	经常行走
活动	完全不能	严重受限	轻度受限	不受限
营养	非常差	不足	充足	极佳
摩擦和切减力	有问题	有潜在问题	无明显问题	

（总分：最高23分，最低6分）

注：1.危险度：①轻度危险，15～18分；②中度危险，13～14分；③高度危险，10～12分；④极度危险，9分以下。2.患者得分≤16分时，应摆放"预防压疮"标识，并采取预防措施，观察皮肤情况，做好护理记录。

（2）Norton量表（表2-2）

表2-2　Norton量表

评分项目		分　值			
		4	3	2	1
参数	身体状况	好	一般	不好	极差
	精神状况	思维敏捷	无动于衷	不合逻辑	反应迟钝
	活动能力	可走动	别人帮助下走动	坐轮椅	卧床
	灵活性	活动自如	轻微受限	非常受限	不能活动
	失禁情况	无失禁	偶尔失禁	一般情况下尿失禁	大小便失禁

（总分：最高20分，最低5分）

注：小于14分有压疮危险。

（3）Waterlow 评分表（表2-3）

表2-3 Waterlow 评分表

项　　目	得　分	项　　目	得　　分
体形		**运动能力**	
正常	0	完全	0
超过正常	1	烦躁	1
肥胖	2	冷漠的	2
低于正常	3	限制的	3
皮肤类型		卧床不起的	4
健康	0	受限于座位	5
薄如纸	1	**组织营养状态**	
干燥	1	恶病质	8
水肿	1	多器官衰竭	5
潮湿	1	外周血管质	5
颜色差	2	贫血（Hb<8）	2
破裂/红斑	3	吸烟	1
性别		**神经系统缺陷**	
男	1	糖尿病	4～6
女	2	运动/感觉缺陷	4～6
年龄		截肢	4～6
14～49	1	**大手术/创伤**	
50～64	2	整形外科的/脊椎	5
65～74	3	手术时间>2h	5
75～80	4	手术时间>6h	8
>81	5	**药物治疗**	
控制能力		长期应用细胞毒性	1
完全控制/导尿	0	药物/大剂量类固	
偶有失禁	1	醇、消炎药	
大便失禁	2		
大小失禁	3		

注：危险度：① 危险，≥10分；② 高度危险，≥15分；③ 非常危险，≥20分。

5. 适用于儿童的压疮评估量表有哪些

重症儿童也是压疮的好发人群，近年来，有关儿童的压疮的问题越来越受到重视。然而，目前国内尚未有适用于儿童的压疮危险评估表，一般采用Braden Q儿童压疮评估表来预测患儿发生压疮的危险。

适合我国国情的儿童压疮评估量表尚在探索中。研究显示，Braden Q量表的感知觉、浸渍、摩擦和切减力3个条目有较好的预测效果，但预测儿童压疮的效果不佳。根据儿童特殊的皮肤生理、活动特点和压疮好发部位等因素特点，希望今后有进一步的大样本研究，综合各地区、各大医院的实际情况，充分考虑国内外的差异，制定出适合我国儿童的压疮评估量表。

表2-4 Braden Q量表

评分项目	分 值			
	1分	2分	3分	4分
移动度	完全不能移动	非常受限	轻度受限	不受限
活动度	卧床	坐椅子	偶尔步行	室外步行
感知觉	完全受限	非常受限	轻微受限	无损害
浸渍	持续潮湿	非常潮湿	有时潮湿	很少潮湿
摩擦和切减力	明显的问题	存在问题	潜在问题	无问题
营养	非常差	不足	充足	很好
组织灌注与氧合作用	非常受限	受限	充足	很好

（总分：最高28分，最低7分）

注：1. 危险度：①轻度危险，22～25分；②中度危险，17～21分；③高度危险，16分以下。2. 轻度危险及以上患者（≤22分）均需建立"压疮危险评估表"，于床尾悬挂"防压疮"标识，同时根据患者实际情况，采取适当的压疮防护措施。

6. 不同评估量表有什么区别

- Braden量表：全面！
- Norton量表：简单！
- Waterlow评分表：详细！

上述几种压疮量表评估的危险因素侧重点略有不同，临床上如何选取和应用不同的评估量表呢？

国内相关领域学者为此做了大量的研究工作,其中关于Braden量表的信效度研究最多,但多数局限于单一指标,对Norton量表、Waterlow评分表的研究则相对较少,尚缺乏全面比较。针对单一指标的分析,三种量表的区别见表2-5。

表2-5 压疮不同量表的区别

条目	Norton量表	Braden量表	Waterlow评分表
一般身体状况	+		
精神状态	+		
活动度	+	+	
移动度	+	+	+
潮湿(包括失禁)	+	+	+
感知觉		+	+
摩擦与剪切力		+	
营养状况		+	+
体质			+
皮肤损伤类型			+
性别			+
年龄			+
使用抗感染药/甾体类			+
组织营养			+
手术创伤			+

有研究者邀请了包括压疮管理控制专员、压疮高发科室的护士长,以及资深护理人员,对3种量表进行内容效度评价,专家对于量表各条目的认同度一致,认为3种量表均具有良好的内容效度。比较而言,Braden量表的理论框架与压疮的经典发生机制相吻合(包括压力和组织耐受性两大类危险因素),故而在病因学上保证了评估的全面性,而Norton量表、Waterlow评分表均来自研究经验,理论框架不明确。差异的原因可能在于Braden量表适用于所有人群,而后两者的原始设想均主要针对与老年

人压疮。

Waterlow评分表包含了固有因素、疾病因素和治疗护理因素，基本涵盖了主要的压疮风险来源，其预测效度最高。由于Waterlow评分表在制定过程中选取了实证研究中的敏感因素，将各因素按照人群进行等级赋值，以各因素间的简单线性相加计算总分，评价压疮危险性，同种因素可能存在多重赋值。因此，相比于Braden量表、Norton量表，其条目构成缺乏内部一致性。

总体而言，3种量表的预测效度均较为理想，应用于国内老年压疮的评估均具有较好的信效度，可作为临床上压疮危险评估的工具，也可成为建立国内压疮评估量表的参考依据。护理人员在应用各种量表时，除考虑其方便性及适用性外，在评估患者时亦应对量表中未列入的项目加以评估。评估除在患者入院时进行外，还强调在入院后定期或随时进行。

预防是避免压疮发生的主要手段，也是护理工作中的难点，积极评估患者情况是预防压疮关键的一步，应用压疮危险因素评估量表可对有压疮危险的患者提供个性化的护理，并可作为确定难免性压疮的依据之一。但预防措施的实施要以评估的结果为依据，根据患者的不同情况选择最适合护理措施，以最少的资源发挥最大的效果，降低临床压疮发生率。

7. 压疮监控体系如何建立，是否存在有效监督

目前，各三级综合医院均已建立压疮监控系统，实施压疮风险评估，以制定压疮防治指引。对于高危皮肤及压疮采取上报制度，建立压疮会诊、治疗、护理规范，定期开展压疮发生率和患病率调查，开展压疮预防与护理知识培训，对已发生的压疮案例进行分析，讨论改进措施，有效的督促、检测、总结、反馈。以使用范围最广的Braden量表为例（≤18分表示有风险），以下是某医院的压疮风险评估、上报范例。

● 新入院的患者、病情变化、手术后的患者，当班内完成评估，如评分≤18分，建立压疮风险评估表，悬挂"防压疮"标识。

- 评分≤12分时,即为压疮高危患者,落实预防措施,建立翻身记录单,每2小时翻身一次,24小时内填写《压疮高危患者申请上报单》上报护理部,并签署压疮高危知情同意书。

- 评估要求:① 评分15～18分,每周评估记录1次;② 评分13～14分,每周评估记录2次;③ 评分≤12分,每日评估记录1次;④ 当病情变化时,应随时评估。

- 对于院外带入压疮,应建立"压疮观察评估记录单",24小时内上报"压疮上报单",根据评估分期落实治疗护理措施。

- 住院期间,患者如果发生压疮,必须建立"压疮观察评估记录单",24小时内上报"压疮上报单"和"不良事件",申请难免压疮定性会诊认定,根据评估分期落实治疗护理措施。

- 患者出院时,此表在病区保存,转科时随患者至转入科室并做好交接。

第三章
压疮的预防

根据国外文献统计,治疗压疮的费用在1.5万～4万欧元,是预防压疮费用的3～4倍,而50%的压疮可以通过预防避免发生。除了经济上的损失,更严重的是导致肉体上的疼痛,甚至威胁生命,导致患者产生不良情绪,从而影响进一步治疗。因此预防压疮的发生对患者的康复尤为重要,这不仅需要专业医生和护士的护理,还须引起患者家属对压疮预防的重视。

1. 预防压疮的方法有哪些

(1)"解压"是预防压疮的第一步

1)保持正确的姿势,尽量避免骨凸出的部位受压。

2)避免重物如过重的被褥或暖水袋等压于肢体上。

3)保持床单、被褥的平整,以免皱褶变成压力点。

4)扶抱或转移患者时,避免其身体与床铺发生摩擦和碰撞。

5)避免伤口包扎过紧。

6)勤于变换姿势。

7)使用减低压力的床垫和椅垫,如气垫床、水床、泡棉垫、水垫或空气垫,可使压力分布较平均。但是局部的压力仍可能造成压疮,所以不要因为使用了垫子而忽略了间歇减压的重要性。

（2）鼓励锻炼

1）根据患者的个人情况，鼓励锻炼。

2）只要可能，让久卧的患者坐坐。

3）在一种体位时尽可能地活动身体。即使是身体微小范围活动也是可以减少皮肤的压力。

4）对于坐轮椅的患者，如果上肢强壮可每坐30分钟便用双手支撑起身体10秒，以减少坐骨产生压疮的机会。

（3）皮肤护理

1）学会观察皮肤的变化和减低皮肤受压。

2）保持衣服，床单被褥清洁、整齐及干爽。

3）护理患者的人应避免留长指甲或佩戴饰物，以免弄伤皮肤。

4）需要观察皮肤的哪些变化和具体的皮肤护理方法详见相关问题。

（4）摄取均衡营养

多进食有营养，高蛋白质的食品如肉、蛋、奶类和豆类，以保持皮肤健康。

（5）心理护理及健康教育

根据流行病学数据显示，精神压抑和情绪打击是可以诱发组织损伤，所以让患者保持良好的心态也是预防压疮发生的有效方法之一。其实，让患者了解压疮发生的潜在危险因素，教会患者如何配合压疮的预防及护理工作，对预防和减少压疮的发生很关键。

2. 什么是正确的卧位

30°斜卧位：因卧位时避免直接压迫股骨粗隆处，而侧卧90°时对大粗隆、外踝产生很大压力，所以应采用30°斜卧位。

床头抬高尽量小于30°：平卧时除非治疗需要，床头抬高角度应尽可能低，应避免大于30°；因为这可限制床头抬高的时间有助于降低剪切力和摩擦力的影响（图3-1）。

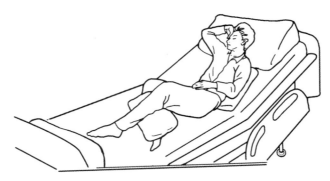

图3-1　正确的卧位

3. 怎样正确地改变体位

　　长期卧床时，需视患者的皮肤情况给予适时翻身，注意各种体位的摆法。这样可预防同一区域产生更多的压迫。经常受压的部位要垫上厚的坐垫或床垫以保护皮肤。坐垫、床垫可以用草、麦秆、棉花或羊毛做。如果患者完全不能活动，需要别人帮助翻身的，最好不要由一个人独自完成。如果是因为疼痛不能配合翻身，可咨询医生，必要时给予止痛药物使用。

　　翻身时避免拖、拉、推等动作，防止擦伤皮肤。根据患者的不同病情、不同皮肤的营养状况、不同体重，采取不同的翻身方法。

　　● 分段翻身法：将人体分为3段（头和肩部、臀部、下肢）进行翻身。将平卧患者分段移至床边，然后分段翻身，使翻身角度达90°，形成大翻身，暴露面积大，护理效果好。这种翻身方法适用于体重比较大、皮肤营养状况较好的卧床老人。

　　● 整体翻身法：将平卧患者一手托腰，一手托大腿整体移至床边，然后将患者整个侧卧，使翻身角度达90°，形成大翻身，此种翻身方法适用于体重不是很重、皮肤营养状况不太好的卧床老人（图3-2）。

　　● 小角度翻身法：使患者翻身角度达60°，腰背部倚靠枕头。此种翻身方法适用于体重轻、营养状况差、皮肤薄的卧床老人。

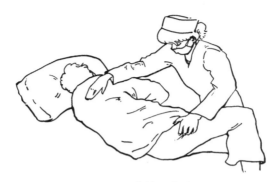

图 3-2 整体翻身法

4. 翻身的间隔时间应该是多久

翻身是预防和治疗压疮简单而有效的措施。长期以来，人们遵循2小时1次的定时翻身方案，但实际上应该具体问题具体分析，也就是应根据患者的具体情况来确定翻身间隔时间。因为2小时1次的方案并未把患者体质、病情、是否使用减压床垫以及皮肤的适应性考虑进去。因此，常规的翻身方案不能适应患者的个体需求。而是根据患者的具体情况，翻身的间隔时间应该是各有差异的。

首先，可以尝试逐步延长翻身间隔时间，有研究者发现由于皮肤有一定适应性，如果从2小时1次开始，每3天延长30分钟直至4小时1次，逐步延长翻身间隔时间更换体位，并不会增加患者压疮发生率，且能减轻不适感。但在延长翻身的间隔时间后，患者一旦有压疮的皮肤改变，则应立即缩短间隔时间。

其次，可以结合减压床垫延长翻身时间，根据研究发现，不管是气垫床还是静态空气床，基本都可以延长翻身间隔时间至3小时或4小时1次，在此基础上还可以逐步延长。

第三，不同人群翻身的间隔时间也不同。一般而言，低体重患者相对正常体重的患者间隔时间短，至少两三小时一次，正常体重患者可以延长到4小时1次甚至更长，这是由于低体重患者卧床后骨隆突处承受着较大的压力，缺少皮下脂肪层的保护，压疮发生的可能性增加。而正常体重的患者有皮下脂肪层,能够保护毛细血管的血流,不至于被很高的压力阻断而造成皮肤损伤。另外,部分医生认为临终癌症患者不能耐受传统的翻身方案,且不符合该类患者的治疗原则,应根据具体情况,在适当的时间给予翻身,建议6小时翻身1次。

经常翻身,尤其是夜间翻身,往往影响患者的休息,因此适当延长翻身的间隔时间能提高患者和护理人员的生活质量。但同时,也要注意密切观察患者皮肤改变,一旦有压疮的迹象,则需缩短翻身的间隔时间。

5. 仰卧位的注意点和适合的运动有什么

（1）仰卧位的注意点

一个人仰睡时压力最大处是腰背部和脚跟。在腰背部和脚应该垫垫子保护皮肤。如果皮肤变色,也可以选择俯卧。这就可以保护皮肤不再受压。保持这种睡姿直到皮肤暗红区消失。

（2）仰卧位适合的运动

- 在仰卧时,可以转动头、手到一侧,然后再转到另一侧。
- 可以用手撑在床上上身稍稍抬起。
- 可以试着活动手臂和腿。

6. 侧卧位的注意点和适合的运动有什么

（1）侧卧位的注意点

在侧卧时皮肤压力最大的部位是髋踝侧面。在髋、踝处应加垫子保护皮肤。同时在两膝间夹个枕垫。在踝旁边包个布垫圈,防止外踝皮肤受压。用布带将垫圈和踝关节固定好。

在侧卧位如果发现一侧皮肤颜色加深、发红,说明皮肤压力过大,可能发生压疮,需要换成其他体位或睡另一侧。直到皮肤颜色恢复。

（2）侧卧位适合的运动

- 侧卧位先要稍为向前俯身,然后再稍稍向背转身。

- 在背后放些枕、垫,让患者能依靠在垫子上。
- 侧卧位时还要经常活动手臂和腿,屈伸臂、腿。

7. 俯卧位的注意点和适合的运动有什么

（1）俯卧位的注意点

当一个人俯卧时,压力最大处是膝盖前侧,所以应该用垫子保护膝前皮肤。将垫子置于胸部、大腿及小腿下,并注意将脚趾悬空,不要碰到床板而造成压力点。

（2）俯卧位适合的运动

如果可能,患者可用手臂撑着上身抬起,然后放下。

试着向一侧转身,再做另一侧。

8. 坐位的注意点和适合的运动有什么

（1）坐位的注意点

坐位时压力最大的部位是臀部。臀部下面应该放个坐垫保护皮肤。如果臀部皮肤可能变成暗红色,就应该改换成俯卧或仰卧,防止皮肤进一步受损伤。坚持这种体位,一直到颜色恢复为止。应每 15 至 20 分钟撑起身体或改变姿势 10～20 秒。

（2）坐位适合的运动

1）将身体撑起以减除压力:先将轮椅扣紧,然后将两手置于轮椅把手上,用力将身体抬高至臀部离开椅面。

2）背部倾斜以减轻压力:由他人协助将轮椅向后倾斜。

3）两侧交替以减除压力:先将轮椅扣紧,再将身体重心全部移往一侧,让另一侧减少压力,然后换另一边再做一次。

4）前倾以减除压力:将轮椅扣紧,两脚置地,上身向前倾,让胸部尽量接近膝盖再坐回原位。

9. 常用的减压装置有哪些

（1）压疮预防中减压材料的种类

1）泡棉（foam）：泡棉是一种静态物质，协助身体承受压力。好的泡棉覆盖垫对于一般中等体重的人而言，厚度至少需 8～10 cm，密度为 21.1 kg/m³，压力负荷变形压痕（indentation load deformation，ILD）是一种简单且方便的方法，来检测各种材质的局部变形状况。密度与压力负荷变形压痕是描述泡棉的柔软度与坚硬度，用以决定有效性与耐久性的指标。质量好的泡棉需具备条件有：① 允许适当的变形。② 提供好的支托。③ 泡棉疲乏或破损可以容易地更换且价格便宜。

2）胶质（gel）：胶质主要组成为硅橡胶、硅化物或氯化物聚乙烯。此种表面提供漂浮作用以减少施加的压力，可以单人或多人使用，需要较少的维修、易于清理，且可以有多种的大小尺寸与形状。但是此材质重量较重、价格昂贵与缺乏空气对流，无法维持湿度的稳定。

3）水（water）：过去，充满水的覆盖物品与水床常被使用来减低表面压力。压力可以被排除是因为水床功能是基于帕斯卡定律（Pascal law）——体重漂浮在液体上是平均分布于整个支持物系统。但是水床使用上须注意漏气现象、床的温度与适当的水量。

4）空气（air）：静态式充气床垫覆盖垫可减少身体对骨突处的压力，适合有能力自己更换姿势的患者使用，但若充气装置无法每日检查，无法反复充气或被尖锐物穿刺，则此种充气式覆盖垫就无法有效预防压疮产生。交替式充气覆盖垫可帮助皮肤避免持续性压力，且借由高压与低压交替的方式增强血流。这种压力缓减的动态系统由一组结构腔室组成，空气被规律地打入结构中，造成充气与消气的效果。充气式覆盖垫的压力变化是当气垫床空气抽出消气时，界面压力会低于微血管末端压力；相反，当气垫床气囊中充满空气时，界面压力会高于微血管末端压力。

（2）压疮预防中减压设备的种类

1）床垫上覆盖垫（overlay）：床垫上覆盖垫是一种设备，提供薄垫，可以覆盖在医院病床的床垫上，以减少卧床患者身体皮肤承受的压力。

2）代替床垫（replacement mattress）：代替床垫可以减少身体表面与床垫之间的接口压力，也可以取代医院中的标准床垫。

3）特殊床组（specialty bed）：气体流动硅砂床（air-luidized）或低压气浮（10w-air-loss）床垫组，当患者躺在此种床垫上，床垫的表面会依照患者身形不同而改变，减低身体组织接口压力，达到压力值低于微血管末端压力。

10. 如何选择减压床垫

减压床垫选择见表3-1。

表3-1　减压床垫的选择

	类　　型	价格高低	适合人群	缺　点
静态型	医院用普通床垫 泡棉垫 空气垫或水垫 高密度泡棉垫	低	有潜在压疮风险（Braden分数<20）；无并发症，活动轻度受限；原则上尽量选择高密度泡棉垫	减压效果差
	间歇性气垫		低危险性（Braden分数<18）；卧床患者；髋关节、膝关节置换术患者	
动态型	低泄漏空气垫		中危险性（Braden分数<12）；卧床患者且有压疮危险因子存在；	价格高；不容易搬运，患者不容易上下床；噪声；可能造成脊柱损伤
	电动持续两侧翻转床		合并肺部感染且有压疮风险患者	
	矽砂床	高	高危险性（Braden分数<6）；曾有压疮病史；固定不动、截瘫患者首选	

11. 压疮预防要注意哪些皮肤的变化

每日至少检查一次皮肤,尤其是压疮好发部位,早上检查前一天晚上睡觉的压迫情形,晚上检查当天的运动情形,看看有没有以下变化(图3-3):

- 皮肤颜色改变。
- 起小水疱。
- 灼热感。
- 起疹子。
- 水肿。
- 起脓疱。
- 挫伤。
- 不长毛发。
- 破皮。
- 若有上述情形,应求医处理。

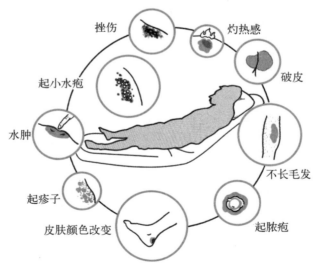

图3-3 皮肤的变化

12. 如何护理皮肤

除了之前提到的至少每2小时要改变一次体位外，每日还要至少检查皮肤一次，尤其注意敏感部位。用枕头等保护性用品来帮助减压（图3-4）。饮食要均衡，多吃富含蛋白质、维生素和矿物质的食物。定期检查卧具，避免磨损。

良好的饮食、卫生和心情都可以让皮肤保持健康。首先，保持皮肤干燥清洁，因排汗或体液而潮湿的皮肤最易生病。

不要抽烟。吸烟会导致血管变窄，影响皮肤吸收营养物质。研究显示烟瘾大的人更易患皮肤溃疡。

勤换衣，换洗床上用品。

用温水和性质温和的香皂清洗皮肤，不要用太烫的水，否则会伤害皮肤。

避免直接压迫"热区"，即骨性区域。

补充水分。愈合中伤口或溃疡更易流失水分，所以每日喝8～12杯水，但酒类饮料不算。实际上酒精会导致丢失水分，甚至脱水。

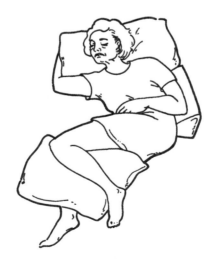

图3-4　垫枕头减压

关注体重。太瘦的人会失去骨头与皮肤之间肉的护垫作用，使得小小的压力也能损伤皮肤。太胖也很危险，多余的体重意味着更多的肉垫，但也是更大的压力。

13. 压疮预防的常见误区有哪些

（1）人人都用气垫圈

对于水肿和肥胖的人，气垫圈会使局部血液循环受阻，造成静脉充血与水肿，同时妨碍汗液蒸发从而刺激皮肤，因此不宜使用。

（2）局部过度按摩

局部过度按摩使骨突出处组织血流量下降，反而不利于预防压疮。

（3）过度、频繁清洁皮肤

用热水或酒精等消毒剂擦拭皮肤。

（4）使用烤灯

因烤灯会使皮肤干燥，造成组织细胞代谢及需氧量增加，反而加速了细胞缺血、甚至坏死。

（5）涂抹凡士林、氧化锌等油性剂

因油性剂没有透气性，也没有呼吸功能，使得皮肤水分蒸发量远低于正常皮肤，人为造成了皮肤浸渍。

第四章
压疮的分期及处理

压疮一直是医疗、护理领域的棘手问题，发达国家的卫生服务机构对压疮防治高度重视，美国、欧洲等国均相继成立了压疮指导专家组进行压疮防治研究和指南的制定。本章主要探讨压疮最新临床分期及处理，旨在为临床压疮预防及护理提供参考。

1. 压疮怎么分期

压疮的分期对判断预后十分重要。目前全球常用的压疮分期系统有3种，这3种分期系统对压疮的所有描述均类似，这里主要介绍美国国家压疮专家咨询小组（NPUAP）2016年更新的分期系统。

（1）1期压力性损伤

指压时红斑不会消失，局部组织表皮完整，出现非苍白发红，深肤色人群可能会出现不同的表现。局部呈现出的红斑、感觉、温度和硬度变化可能会先于视觉的变化。颜色变化不包括紫色或褐红色变色，若出现这些颜色变化则表明可能存在深部组织损伤（图4-1）。

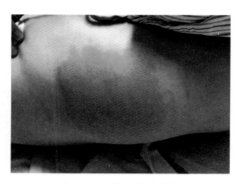

图4-1　1期压力性损伤

（2）2期压力性损伤

表皮和部分真皮缺损表现为一个开放性表浅溃疡，伴有粉红色的伤口床（创面），不暴露脂肪层和更深的组织，不存在肉芽组织、腐肉和焦痂（图4-2）。在不良的环境中，骶尾骨、足跟等处受剪切力的影响通常会导致2期压力性损伤。该期应与潮湿相关性皮肤损伤如尿失禁性皮炎、擦伤性皮炎、医用胶黏剂相关的皮肤损伤或创伤性伤口（皮肤撕裂、烧伤、擦伤）鉴别。

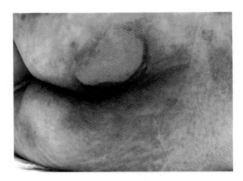

图4-2　2期压力性损伤

（3）3期压力性损伤

全层皮肤组织缺失，可见皮下脂肪暴露，但骨骼、肌腱、肌肉未外露，有腐肉存在，但不会遮挡组织缺损的程度，可能包含潜行和窦

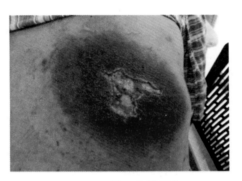

图4-3　3期压力性损伤

道。此期的压疮深度因解剖位置不同而各异。鼻梁、耳部、枕部及足踝部因缺乏皮下组织，3期压疮可能较表浅，如果腐肉或坏死组织掩盖了组织缺损的程度，即出现不明确分期的压力性损伤（图4-3）。

（4）4期压力性损伤

全层皮肤和组织的损失，溃疡面暴露筋膜、肌肉、肌腱、韧带、软骨或骨溃疡。伤口床可见腐肉或焦痂。上皮内卷，潜行，窦道经常可见。深度按位置而异。如果腐肉或坏死组织掩盖了组织缺损的程度，即出现不明确分期的压力性损伤（图4-4）。

（5）不明确分期的压力性损伤

全层组织被掩盖和组织缺损。全层皮肤和组织缺损，其表面的腐肉

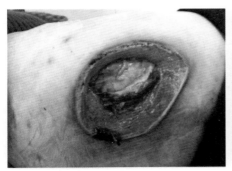

图 4-4 4 期压力性损伤

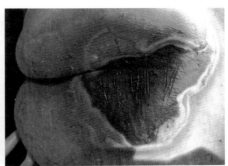

图 4-5 不明确分期的压力性损伤

或焦痂掩盖了组织损伤的程度，一旦腐肉和坏死组织去除后，将会呈现 3 期或 4 期压力性损伤。在缺血性肢体或足跟存在不明确分期的压力性损伤，当焦痂干燥、附着（贴壁）、完整、无红斑或波动感时不应将其去除（图 4-5）。

（6）深部组织损伤的压力性损伤

皮肤局部出现持久性非苍白性发红、褐红色或紫色，或表皮分离后出现暗红色伤口床或充血性水疱，颜色发生改变前往往会有疼痛和温度变化。深肤色人群中变色可能会有不同。在骨隆突处强烈的压力和（或）持续的压力和剪切力会致使该损伤的出现。伤口可能会迅速发展，呈现真正的组织损伤，经过处理后或可能无组织损伤。如果出现坏死组织、皮下组织、肉芽组织、筋膜、肌肉或其他潜在结构，表明全层组织损伤（不明确分期，3 期或 4 期压力性损伤）（图 4-6）。

新的指南将黏膜压力性损伤

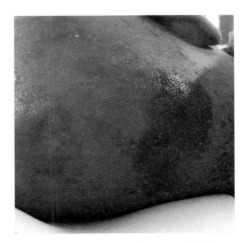

图 4-6 深部组织损伤的压力性损伤

和设备相关压力性损伤纳入了压力性损伤的范畴。

黏膜压力性损伤是医疗设备使用在黏膜局部所造成的损伤。由于这些组织损伤的解剖结构无法进行分期,所以将其统称为黏膜压力性损伤。

设备相关压力性损伤是医疗设备在使用过程中为达到治疗效果在局部组织造成的损伤。

2. 受压部位皮肤仅出现红斑时如何处理

此期为1期压疮,临床症状仍是可逆性的,如及时去除致病原因,则可阻止压疮的发展。护理人员应及时做好评估,针对患者的个体情况制定恰当有效的防护措施,有效改善受压部位的微循环。

处理应分为防与护两方面,防即去除压疮产生的客观因素:① 运用压疮护理坐垫,气垫床等设备,有效预防压疮的产生及加重。值得一提的是,先进设备与精心护理相结合,是控制压疮并发的良策。气垫虽好,仍不能完全代替人工护理,如使用气垫之后,仍需每日用温水擦身1~2次,保持皮肤清洁;床铺要平整、干燥等。② 使用外用药物配合增加皮肤防御能力。

护是对已经发生1期压疮的部位采取保护措施,可用水胶体敷料或泡沫敷料粘贴在发红和容易受到摩擦的部位,目的是减轻摩擦力。同时给患者翻身时不要拖拉,避免敷料卷曲。粘贴的水胶体敷料或泡沫敷料如无卷边和脱落,通常1周左右更换,如有渗液流出或卷边,应及时更换。此外,还可使用皮肤液体敷料(如赛肤润)增强皮肤防御力。具体使用方法为每隔3小时在压疮部位涂抹1次,此方法也可作为有效防御手段之一应用于风险部位。

3. 受压部位起的水疱是压疮吗

这是压疮的一种表现,部分2期压疮患者的皮损表现为水疱,可伴有红斑、疼痛,也可仅仅表现为水疱(图4-7),主要括以下2种情况:

① 小水疱(直径＜5 mm)未破的小水疱要减少和避免摩擦,防止破裂感染,使其自行吸收。先按伤口消毒标准消毒后,直接粘贴透气性薄膜敷料或泡沫敷料,水疱吸收后才将敷料撕除。② 大水疱(直径＞5 mm)大水疱可在无菌操作下加以处理。首先按照标准消毒水

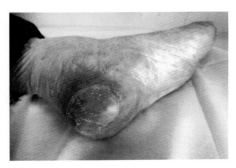

图4-7 水疱

疱周围后,在水疱的边缘用注射器抽出疱内液体或用针头刺破水疱;然后用无菌棉签挤压干净水疱内的液体或用无菌纱布吸干水疱内渗液;粘贴泡沫敷料,待水疱吸收后才将敷料撕除。如水疱直径较大,渗液多,或水疱反复出现,可在发现水疱后初次即完全去除水疱皮,彻底清洁,然后粘贴藻酸盐敷料、泡沫敷料等。

4. 如何处理粉红色压疮伤口

这是2期压疮的主要表现,此期伤口主要表现为一个表浅溃疡,创面呈粉红色,无腐肉。这类伤口处理应避免使用龙胆紫溶液或头孢粉类药物外用,应遵循湿性愈合的原则,首先用生理盐水清洗伤口及周围皮肤,以去除残留在伤口上的表皮破损的组织,然后根据伤口的渗液情况及基底情况,可选择水胶体敷料或藻酸盐敷料。敷料更换间隔根据伤口的渗液情况确定。

对1期和2期压疮患者应使用特制减压床垫或坐垫,并密切观察皮肤和压疮变化。如发生压疮恶化,应及时使用持续减压系统或压力替代物。

5. 如何处理黄色基底压疮伤口

此类伤口基本已是3期以上压疮。由于长期卧床患者各种生理机能出现退行性变化,如血管硬化、肌肉萎缩、感觉功能障碍、运动功能减退、

血液循环不良、营养不良等,使皮肤防御及修复功能减弱,一旦发生3期及以上压疮,创面修复较为困难。其中伤口处理应以湿性疗法为原则,使用湿性敷料促进坏死组织软化、溶解、清除和营造利于愈合的微环境。水胶体敷料和泡沫敷料被建议用于1期和2期压疮,也可辅助3期与4期压疮的上皮生长。需要根据压疮愈合或恶化情况随时改变所选敷料的类型,应当在每次更换敷料时监测伤口,并且定期评估以决定是否需要更改敷料种类。

6. 压疮伤口结黑痂是愈合了吗

很多患者家属认为,压疮伤口出现黑痂就是伤口愈合了,殊不知因此延误了治疗时机,加重了病情。这种黑色焦痂,其实是皮肤坏死,属于不明确分期的压疮,须彻底清除,以使创面基底暴露后确定其实际深度和分期。

对此期伤口的主要处理是进行彻底清创,去除坏死组织,减少感染机会。这将有助于准确地评估伤口、选择合适的伤口敷料促进愈合。① 焦痂(黑痂皮和黄痂皮)有焦痂的伤口在没有去除焦痂时不能直接判断伤口的分期,一定要清除焦痂后才能判断,创面过于干燥或有难以清除的坏死组织时,用水凝胶进行自溶清创。水凝胶清创时在焦痂上用刀片画上V字样痕迹,以便于水凝胶的吸收,有利于焦痂溶解。焦痂开始溶解后,再配合采用外科清创的方法将焦痂和坏死组织清除,如有黑痂且伤口有红肿热痛的感染症状时,必须要进行外科切开,将脓液引流出来和清除坏死组织。② 伤口有黄色腐肉,渗液多的处理:创面渗液多时,使用高吸收的敷料,如藻酸盐敷料,间隔换药。③ 伤口合并感染的处理:理论上抗菌剂应当短期使用,伤口清洁且周围炎症减轻后应停用。银敷料因有广谱抗微生物作用而被提倡用于压疮局部抗感染治疗。创面应定期采集分泌物作细菌培养及药敏实验。每周1次,结果及时报告医生,按检查结果用药。如合并骨髓炎的伤口,应请骨科医生会诊处理。当发生与压疮有关的菌血症、脓毒血症或渐进性蜂窝组织炎或骨髓炎时，建议局部抗微生物敷料与全身抗生素联合使用。④ 对大且深的伤口清创后，基底肉芽好的伤口可请外科医生会诊，确定能否给予皮瓣移植修复术。

压疮是全身局部综合因素所引起的变性坏死病理过程，因此要积极预防，采取局部治疗为主、全身治疗为辅的综合防治措施。针对不同病例不同时期采取相应恰当有效的措施，促进伤口愈合，缩短伤口的愈合时间，减少患者的痛苦和经济负担。

7. 黑痂溃破流脓怎么办

此类伤口按压疮分期可归为4期压疮，此类创面上所附着的黑痂多属焦痂，是因为病程已久或者轻度压疮短期内受压严重，从而加重创面恶化，导致表面坏死组织堆积，临床医生多称为"伪痂"。患者或家属会将"伪痂"误认为是创面好转收口的表现，其实这种"伪痂"对伤口有百害而无一利，下方已经成脓伴有感染的伤口，如伪痂长期不去，会导致创面脓液引流不畅，同时也会影响外用药物的正常吸收。

对于"伪痂"，临床专科医生多采用"前期外用药物软化、蚕食清创结合，后期手术清创"的治疗方案，用药同样多为中西医结合。西医外用敷料多为水凝胶制剂＋水胶体或者泡沫敷料，软化痂皮，为后期手术清创做准备。中医外科多用油膏剂，祛腐生肌。或者使用中西医结合外治，如上海交通大学附属第九人民医院长皮膏科的紫归长皮软膏配合水凝胶敷料治疗4期压疮黑痂难去的问题，目的都是清创蚕食坏死组织，帮助"伪痂"加速软化。总之，如果4期压疮创面正常用药后出现黑痂溃破，有异味脓性液体流出，是治疗的正常过程，此时应及时于专科就诊，以便及时进一步手术清创，加速伤口愈合。

选择特殊减压床垫可以降低压疮部位压力，对有全层压疮如3或4期压疮或压疮涉及关节部位的患者，建议使用低气流减压床垫或凝胶床垫，以重新分布压力、降低压力。

8. 压疮创面凹陷怎么办

如果创面较深,油膏剂涂抹于纱布上无法与创面基底部充分接触,可以采用中医垫棉压迫法(图4-8)。常规清洁创面后,将中药油膏均匀涂抹在纱布上覆盖创面,再放置纱布块(根据创面形态折叠)或棉球,最后再覆盖一块纱布,用胶布固定。中医垫棉压迫法也适用于压疮有皮下潜行者(图4-9),将纱布块或棉球折叠置于空腔的皮肤上方,促进空腔黏合。

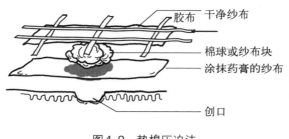

图4-8　垫棉压迫法　　　　　　　　图4-9　皮下潜行

9. 压疮已经形成窦道怎么办

对于已经形成窦道的创面,治疗关键在于清除窦道腔内腐败坏死组织,清除体内异物,可以采用器械治疗,或是采用中药腐蚀。传统医学将前者称为"刮",后者称为"杀"。具体说来,"刮"就是用刮匙或其他器械伸进窦道内,沿着管壁自深而浅,变化方向进行搔扒,达到刮除水肿内芽及腐肉的目的。此法可连续应用数日,每日1次或数日1次,直到窦道内肉芽新鲜,分泌物由多至少到无为止。"杀"指的是使用九一丹、红升丹等具有祛腐能力的药粉,用绵纸夹药粉做成小药捻送入窦道内,使窦道壁或深部肉芽组织及异物坏死,次日换药时取出药捻,用蚊式钳卷干棉球擦拭窦道腔,以去除腐败坏死的肉芽组织,然后重新下入药捻。如此每日或隔日更换,并逐渐将药捻由深至浅,直至原先腐败坏死组织、异物、纤维结缔组织坏死,并得以随着药捻逐渐排出,新鲜肉芽组织从基底部生长、填充窦道,逐予撤捻,并予中药油纱布外敷以生肌,从而使疮口得以痊愈。窦道外口分泌物较少，且有水肿肉芽胬出，内里多有线结或死骨，治疗时应设法将其取出。可用手术钳或镊子深入到窦道内钳夹异物，如外口较小时可先用小白降丹等腐蚀药物予以口，再行治疗，一般异物清除后，刮除水肿肉芽，疮口换生肌玉红膏或黄连油膏即能迅速愈合。以上各种方法在临床使用时往往互相结合，常根据病情采用。如采用腐蚀剂时，常同时用刮匙辅助去除腐败物质，以期取得更快的治疗效果。

总之，处理压疮的同时需要实施压疮的预防措施，如减少摩擦力和剪切力、减少和缓解压力、有效管理失禁、纠正营养缺乏等。

第五章
压疮的局部处理

　　压疮的治疗主要包括非手术治疗和手术治疗,非手术治疗又称为保守治疗。无论采用何种治疗方法,伤口评估、清洗、清创、敷料应用、辅助治疗等都是治疗过程中的基本元素。

1. 压疮怎样进行局部评估

　　在对压疮进行局部评估前,应先评估患者的全身情况,切忌"只见树木,不见森林"。患者的全身情况评估包括原发病及其严重程度、并发症(如糖尿病、肾脏疾病、高血压、血管性疾病、自身免疫性疾病等)、意识状况、活动能力、感觉能力(如温度觉、痛觉、压力觉等)、排泄能力(是否存在大小便失禁)、认知能力(如对疾病的了解程度、依从性、心理状况等),以及特别重要却容易被忽视的营养状况(如患者的饮食习惯、体质指数、毛发情况、皮下脂肪及肌肉的发育情况、实验室指标等)。患者的全身情况将对压疮治疗方案的选择及压疮的治疗效果产生重要影响。如长期吃素的患者,容易导致缺铁性贫血,从而影响伤口的愈合;合并糖尿病且长期血糖控制不佳的患者,容易引起伤口感染及微循环障碍,导致伤口愈合缓慢等。

　　压疮的局部评估包括伤口的部位、颜色、深度、面积、组织类型、有无潜行或窦道,伤口边缘及周围皮肤状况,伤口渗出液的量及性质,伤口是

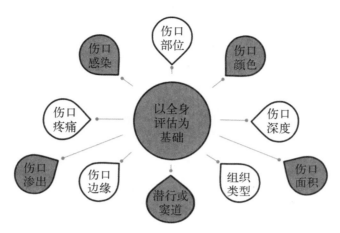

图5-1 压疮的局部评估

否疼痛、有无感染等(图5-1)。局部评估有助于判断目前伤口所处的愈合阶段,发现主要存在的问题,为接下来的伤口处理提供治疗依据,以及预判可能需要的治疗时间和费用。

(1)伤口部位

除医疗器械相关性压疮外,一般压疮好发于骨隆突处。对于年老体弱、长期卧床的患者,当医护人员或家属发现患者某一部位出现压疮时,应从头至脚仔细检查其他部位是否还隐藏着压疮,以免耽误治疗。

(2)伤口颜色

应先对伤口进行简单的清洗后再进行伤口颜色的描述,主观分为黑色、白色、黄色、红色、粉色或混合色。在描述颜色的同时,可以用百分比来说明某种颜色所占伤口表面积的比例,如75%的黑色组织,25%的黄色组织。

(3)伤口深度

对压疮伤口深度的判断包括绝对深度和相对深度。绝对深度可以采用无菌棉签、探针或镊子垂直插入伤口最深处,测量伤口最深处至伤口表面的垂直距离(cm),每次测量需采用相同的测量方法和工具;相对深度指伤口所涉及的组织类型,从表皮、真皮、皮下组织到骨或关节,相对深度的判断有助于正确进行压疮分期。

（4）伤口面积

测量伤口面积的方法有多种,如描绘法、拍照法、软件测量法、线状测量法等,临床上多采用长×宽的二维线状测量法。与人体纵轴平行测出伤口的最长径为长,与横轴平行测出伤口的最宽径为宽,伤口面积（cm²）=长（cm）×宽（cm）。压疮可每周测量1～2次伤口面积,均采用相同的测量方法和测量单位,并做好记录以跟踪伤口的愈合轨迹。

（5）组织类型

可分为上皮组织、肉芽组织、腐肉、纤维化组织、坏死组织等。

（6）潜行或窦道

潜行是指压疮的伤口皮肤边缘和伤口基底之间存在袋状的空穴,多发生于臀部压疮（图5-3）；窦道是指伤口基底处存在一条肉眼不可见的、由体表通向深部组织的病理性盲管,仅有一个开口通向体表（图5-2）。在进行潜行或窦道的方向描述时,常采用"钟表法"。与人体纵轴平行,头部一侧的方向为12点钟,头部相反的方向为6点钟,头部垂直的方向分别

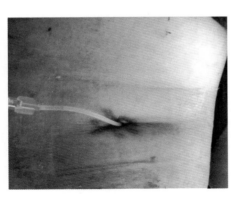

图5-2　窦道

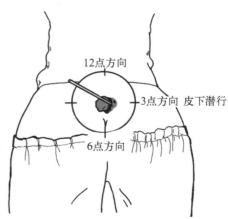

图5-3　皮下潜行

为3点钟和9点钟，其余方向依此类推，如3点钟方向潜行3.5 cm深。潜行或窦道的深度测量方法同上，当棉签或探针难以完成潜行或窦道的深度测量时，可采用窦道造影检查进一步明确潜行或窦道的范围（图5-3）。

（7）伤口边缘及周围皮肤

观察伤口边缘的颜色、是否高于或低于伤口、有无内翻，观察伤口周围皮肤颜色和完整性，注意有无红斑、苍白、色素沉着、硬结、糜烂、浸渍、湿疹或水肿等。

（8）伤口渗出液的量及性质

临床上对于伤口渗出量的评估没有统一标准，可以根据压疮愈合评价量表中对于渗出量的分类标准，相对客观的分为无渗出、少量渗出、中等渗出和大量渗出4个等级。无渗出指24小时内伤口干燥，纱布不潮湿；少量渗出指24小时内伤口渗出量少于5 ml，每日更换的纱布（纱布尺寸为10 cm×10 cm）不超过1块；中等渗出指24小时内伤口渗出量为5～10 ml，每日需更换1～3块纱布；大量渗出指24小时内伤口渗出量超过10 ml，每日至少需更换3块纱布。渗出液性质可以分为清水性、脓性液体、浆性液体、混合性液体等。

（9）伤口疼痛

疼痛是患者的一种主观感觉，伤口疼痛可以影响患者的治疗依从性，降低患者的健康相关生命质量，需引起医务人员的重视。临床上多采用数字痛尺的方法进行疼痛评估，"0"分代表无痛，"10"分代表不能忍受的剧烈疼痛，得分越高表示疼痛越严重，让患者根据自身感觉选择一个代表疼痛程度的分数。

（10）伤口感染

当伤口基底覆盖坏死状物质，伤口基底肉芽水肿、浮松，伤口分泌物为脓性，伤口周围皮肤温度增高，伤口疼痛时考虑患者存在压疮伤口感染，并在使用局部或全身抗感染治疗前，进行伤口分泌物培养和药物敏感试验。患者存在全身感染症状或体征时，可通过口服抗生素或静脉滴注抗生素治疗；否则，禁止在伤口局部使用全身性抗生素，如口服的头孢类粉剂等。

2. 压疮的治疗方法有哪些

压疮的治疗主要分为非手术治疗（如伤口换药、红光治疗、高压氧治疗等）和手术治疗（如负压治疗、植皮手术、皮瓣手术等）两大类。

3. 哪些压疮需要手术治疗

目前，哪些压疮患者需要接受外科手术治疗尚无明确的指征。临床上通常根据患者的伤口情况、全身情况、治疗需求、经济能力等进行综合判断，从而制定治疗方案。总体而言，患者全身情况稳定，患者及家属积极要求治疗，并且能够配合手术都是开展外科手术治疗的前提。其他手术指征包括压疮伤口表浅但面积大（直径超过 5 cm）；存在潜行或窦道的3 期或 4 期压疮伤口；伤口通过保守治疗后长时间不愈合甚至恶化等。外科手术治疗能够缩短伤口愈合时间，提高伤口愈合质量。对于疾病终末期患者、全身情况差、压疮浅小、无法合作的患者不宜采用外科手术治疗，以选择非手术治疗为佳。

4. 手术方法有哪些

在进行外科手术治疗前，应对伤口进行外科清创。不仅要切除伤口的坏死组织、失活组织、瘢痕组织，而且还要切除血供差的组织、骨骼外的钙化组织以及感染的骨骼组织。因此，手术不是想做就立马就能做。有时候碰上心急的患者或家属，一来看病就想着马上能住院做手术，这都是不可取的想法。

简单地说，压疮的外科手术治疗包括持续负压伤口治疗、植皮手术（中厚皮片移植、全厚皮片移植）和各类皮瓣移植手术。其中，持续负压伤口治疗可以通过门诊手术完成，患者无须住院，手术结束后可以将治疗设备带回家中继续治疗，护理方便，被患者及家属接受度高；植皮手术和皮瓣移植手术则需要住院后完成，在手术前需通过伤口换药、外科清创或持续负压伤口治疗完成伤口床准备。

负压伤口治疗（negative pressure wound therapy，NPWT）是一种处理各种复杂创面和用于深部引流的全新方法。原理是通过连接管、泡沫材料和透明敷料封闭伤口，利用医用高分子泡沫材料作为负压引流管和创面间的中介，负压经过引流管传递到医用泡沫材料，且均匀分布在医用泡沫材料的表面上，间歇或持续地在伤口处产生负压，达到通畅引流、促进组织血液循环、减轻组织水肿、控制伤口感染等目的。

5. 压疮手术治疗后该注意些什么

总的来说，不管采用何种手术方法，术后为手术区域进行减压是手术最终成功的关键环节，可以采用定时改变体位和应用交替式减压气垫相结合的方法。此外，应注意患者的营养情况，推荐进食高蛋白质、高热量、富含纤维素的食物，以达到促进伤口愈合的目的。

（1）单纯的负压伤口治疗术后

患者可以携带负压治疗设备回到家里继续治疗，其间需观察透明薄膜封闭伤口的地方是否有漏气，一旦漏气机器会发生报警提示；对于医生设定好的治疗参数，如负压大小等不要擅自调整；勿扭曲、折叠引流管，若发生血管堵住引流管需及时就医进行处理。

（2）植皮手术后

需观察局部伤口的渗液量，保持移植皮片不被大量渗液浸渍；若采用中厚皮片移植，应遵医嘱在3周内不使移植皮片承受任何机械性张力。

（3）皮瓣手术后

应观察皮瓣的颜色、质地和温度等，出现异常及时报告医生。若放置了引流管，需保持引流通畅。术后早期皮瓣不能承受张力，要避免手术伤口受到牵张；但可以耐受一定的压力，一定的压力能够防止皮瓣的移位，还能避免皮瓣下方出现渗液。若患者存在大小便失禁,则要定时检查有无大小便排出,防止其污染手术伤口。

6. 压疮的非手术治疗有哪些

压疮的非手术治疗包括伤口换药、红光治疗、高压氧治疗等。

（1）伤口换药

包括伤口评估、伤口冲洗、伤口清创、敷料应用、中医药等内容,简单的伤口换药可以培训患者或家属后,由其在家中完成。在换药过程中,应注意无菌原则,换药前后给伤口拍照,并做好记录。

（2）红光治疗

利用波长为635～640 nm的红光照射伤口时产生的一系列生物光化学反应,促进组织的新陈代谢,改善局部微循环以及促进肉芽组织生长;同时增强白细胞的吞噬功能,有助于控制伤口感染和减轻疼痛。照射前应给患者佩戴眼罩,避免照射时眼睛直视红光。

（3）高压氧治疗

机体处于高气压环境中所呼吸的与环境等压的纯氧称为高压氧。利用吸入高压氧治疗疾病的方法称为高压氧治疗。治疗原理包括:① 物理作用,即根据压力增高可以提高气体溶解度的原理,高压氧疗法可以提高组织的含氧量。② 化学作用,氧具有广谱抗菌的作用,可以收缩血管,减轻组织水肿。治疗过程包括进舱前准备、舱内护理和出舱护理,舱内护理又分为升压、稳压和减压3个阶段。目前高压氧治疗广泛应用于临床,具有良好的发展前景。

7. 伤口愈合的过程有哪些

伤口愈合是机体皮肤等组织出现离断或缺损后的愈复过程,包括炎症反应期、肉芽组织形成期(血管生成和上皮化)和基质形成与重塑期3个阶段,各阶段既连续发生,又相互交错、相互影响。在创面愈合的过程中包含着炎症反应、细胞生长因子合成及分泌、毛细血管生成、细胞增殖及调控、胶原合成与代谢、细胞外基质合成及降解、周围神经再生等众多反应过程,它们共同作用最终促成创面的顺利愈合。

8. 影响伤口愈合的全身因素有哪些

压疮常以并发症的形式出现,受多种因素互相影响病情复杂且难以愈合。影响压疮创面愈合的因素众多,全身因素包括年龄、营养状况、全身性疾病、影响创面愈合的治疗(如放射治疗、免疫抑制剂)等(图5-4)。

(1)年龄

随着年龄增长,组织中成纤维细胞的细胞周期明显延长,致使愈合延迟,但是由于存在多种因素的综合作用,因而不能把这种现象仅仅归咎于年龄。

(2)营养不良

营养不良可显著延缓伤口愈合,消瘦患者短期体重丧失大于10%将

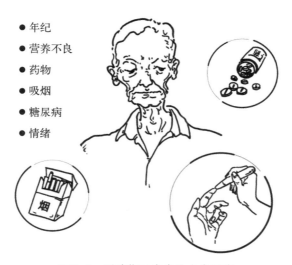

图5-4　影响伤口愈合的全身因素

明显增加伤口并发症的发生。研究表明蛋白质缺乏可导致伤口处于感染的高危状态，维生素不足或过量都会影响伤口的愈合。

（3）药物

大剂量糖皮质激素、免疫抑制剂、抗凝剂等影响止血、炎症过程，抑制细胞增生，从而影响伤口愈合，化疗药物及局部使用抗生素也不利于伤口的愈合。

（4）吸烟

吸烟者血液循环中一氧化碳含量增加，一氧化碳与血红素结合降低了氧的释放。此外，尼古丁会使周围血管收缩，长期吸烟者可能出现周围血管疾病，影响伤口愈合。

（5）原发疾病

糖尿病患者的高血糖抑制中性粒细胞功能，创面炎症反应弱，这直接导致了纤维母细胞生长和胶原合成减少，此类患者创面皮肤真皮乳头层的透明质酸也较正常减少，而胶原酶含量却显著增加，这一现象可能影响着愈合组织张力强度和胶原的聚集。此外，糖尿病患者因血管的病理改变，使得血流灌注低下、组织缺氧，伤口感染的危险性增加。尿毒症患者伤口不易愈合，其主要机制可能在于全身性营养不良、伤口血容量低和伤口氧供量不足。有实验表明，高脂血症使伤口中成纤维细胞合成胶原功能有所降低。

（6）其他：一些非致伤因子如社会因素、职业不稳定及精神情绪焦虑等，通过对神经内分泌免疫功能影响，也会影响创伤愈合过程。

9. 影响伤口愈合的局部因素有哪些

（1）感染

一般认为组织含菌量超过10万个/g时即为组织感染。感染区中性白细胞吞噬细菌后，释放的蛋白酶和氧自由基可破坏组织，使胶原溶解超过沉积，引起伤口延迟愈合。

（2）血供

良好的局部血液循环,既能保证伤口修复所需要的营养和氧,又有利于坏死物质吸收、运输,控制局部感染。有研究发现伤口胶原含量、伤口创面强度与组织氧张力及组织灌注呈正相关。

（3）伤口面积及深度

创面皮肤缺损过大(如外科常见的2度以上的烫伤,颈痈、背痈切开引流后的大块皮瓣坏死),常规换药难以使创面愈合时,需采用点状植皮的措施,才能促进伤口的愈合。

（4）异物存留

异物残留是伤口不愈的一大原因,换药时详细了解患者病史,仔细评估伤口,彻底清除伤口内异物和坏死组织,是伤口换药操作中要特别注意的,也是伤口得以愈合的重要前提。

此外,固定体位对于骨、神经、血管和肌腱的修复很重要。邻近关节的伤口过早活动容易加重炎症过程中的渗出反应,加剧局部肿胀影响供血,而且新生肉芽组织非常脆弱,牵扯易致损伤出血,影响成纤维细胞分化和瘢痕组织形成。

10. 什么是TIME原则

3期、4期压疮创面,由于已经出现皮肤破溃,需要遵循TIME原则进行定期清创。

T（Tissue）指清除坏死组织（黑痂或腐烂组织）。先清洗伤口,然后用刀片在焦痂上划V形痕迹,贴水胶体,达到自溶性清创。再次清洗伤口,剪除黄色腐烂肉,贴藻酸盐敷料或泡沫敷料。

I（Infection）指控制感染,使用银离子敷料。

M（moisture）指保持创面正常的湿度为肉芽组织生长和创面上皮化创造条件,伤口湿性愈合=适度湿润的环境+密闭的环境,因此不主张每日换药和使用烤灯。

E（Epithelium）指去除创缘迁移受损的表皮，促进上皮爬行，使用水胶体或透明薄膜，保护新生的上皮组织。

伤口床准备原则理论是近年来伤口处理的新进展，其概念是去除影响伤口愈合的局部障碍因素，加速自体愈合或增强其他手段疗法而进行的伤口管理。舒尔茨（Schultz）等人于2003年提出了慢性创面修复的TIME原则，并已得到了应用和推广。TIME原则是一个为促进伤口内源性愈合，提高治疗效果的伤口优化管理方案和创面处理指导原则。应用TIME原则指导创面床的准备，为其自行愈合或手术修复创造条件。

11. 什么是VSD

伤口负压治疗（negative pressure wound therany，NPWT）技术由1993年德国外科医生弗莱希姆曼（Flechimman）初创用于外伤伤口，1997年美国外科医生阿尔真塔（Argenta）进行改良，利用智能化控制的负压吸引装置，通过连接管和填充敷料使伤口形成密闭的环境，间歇或持续地在伤口处产生负压，以达到增加组织血流、减轻组织水肿，促进伤口修复和愈合的目的。1994年由裘华德教授引入国内并得到广泛应用。它的治疗原理是：利用医用泡沫材料作为负压引流管和创面间的中介，负压经过引流管传递到医用泡沫材料并均匀分布在医用泡沫材料的表面，由于泡沫材料的高度可塑性，负压可以到达被引流区的每一点，形成一个全方位的引流。此外，半透性生物膜具有单方向渗透功能，可以有效地防止污染和交叉感染，利于创面恢复。负压封闭引流（vacuum sealing drainage，VSD）目前已在多种创面治疗方面得到了广泛的应用并取得积极的效果。

12. VSD治疗伤口有哪些优势

VSD技术的优点具体体现在以下几个方面：① 负压封闭引流是一种

高效引流,体现在全方位、高负压下被引流区的"零积聚",因而能有效地预防伤口积液,加快感染腔隙闭合和感染伤口的愈合。② VSD能保持创面湿润环境,降低局部组织pH,起到防止感染的作用。③ 大幅度减少了抗生素的应用及患者耐药性的出现,有效预防院内交叉感染的发生,缩短了住院时间,也使医疗费用得以降低。④ 提高创面微循环血流速度,扩张微血管,从而增加创面血供,改善微循环,同时为创面Ⅱ期缝合、皮瓣转移、植皮等后期处理创造条件。部分患者可通过VSD技术直接消灭缺损创面或创腔而达到治愈的目的。⑤ 减少换药的次数,使患者避免频繁换药之苦,医务人员避免频繁换药之劳,提高护理效率。⑥ 透明的半透性粘贴薄膜更利于对伤口或创面的观察。

13. 使用VSD要注意什么

一般要注意以下要点:① 清创彻底,止血完全。② 良好有效地密闭,保持引流通畅。③ 加强护理,保持水、电解质平衡等。④ 配合必要的抗感染治疗。⑤ 做好患者的解释工作,以配合治疗。⑥ 注意禁忌证,如癌性溃疡伤口和活动出血性伤口等。此外,现代研究认为,频繁更换敷料对伤口愈合不利,一般多主张每3日更换一次敷料较为适宜,如果是感染性伤口,建议每12～24小时更换一次。

14. 什么是传统敷料

传统敷料如纱布、棉垫和绷带等仍是目前临床上使用的主要敷料,但明显的缺点是常与组织黏连,更换时黏连可引起患者疼痛、使新生上皮脱落。有时,敷料上脱落的微粒和纤维碎屑可阻塞在组织内,刺激异物炎症反应,局部干燥使新生上皮细胞移行困难,还可破坏或杀死新生上皮细胞。传统敷料又称被动型敷料,对应的是使伤口保持干燥的愈合观念,此类敷料主要提供覆盖创面、吸收少量渗液的功能,无法保持伤口湿润,伤口愈合环境差。

15. 什么是现代敷料

1962年温特（Winter）首次报道了略湿润的表浅创口愈合较快，提出了伤口湿性愈合学说，从而奠定了采用新型敷料处理创面的理论基础，20世纪80年代诞生了第1代的保湿性水胶体敷料，1990年材料技术得到更大发展。

现已公认，绝大多数创口均可用人工合成物质的敷料代替动植物原料的敷料。理想的敷料应能吸收创口过多的渗出物、组织碎片和其他有害物质，防止这些物质对创口产生刺激作用，便于更换和不影响创伤的愈合，如透明性多聚氨基甲酸乙酯薄膜和泡沫性半通透黏附薄膜，均为闭塞性或半闭塞性的，可以保持创面湿润，促进上皮再生。与传统纱布敷料比较，闭塞性或半闭塞性敷料更舒适，更能解除疼痛，这可能由于它们可保护暴露的皮肤神经末梢。现代敷料又称新型敷料，对应的是湿性伤口愈合的理念，几乎所有的现代敷料都有保湿功能，部分现代敷料还具有抗感染功能，能够提供促进伤口愈合的环境，去除时不粘连伤口，包括半透膜敷料、水胶体敷料、水凝胶敷料、藻酸盐敷料、泡沫敷料、银离子敷料、含碘敷料等。

16. 活性敷料有哪些

活性敷料是指自身具有活性或能促进活性物质及杀菌的银离子、碘离子释放的敷料，包括生长因子敷料、银离子敷料、含碘敷料、胶原蛋白敷料、皮肤创面无机诱导活性敷料、甲壳素敷料、新型有益菌纤维素敷料等。

（1）生长因子敷料

指含有各种生长因子活性成分的敷料，主要功能是促进细胞增殖和组织修复，分为表皮细胞生长因子敷料、成纤维细胞生长因子敷料、血小板衍生生长因子敷料、人血管内皮细胞生长因子敷料、转移生长因子敷料5种类型。

（2）银离子敷料

银离子敷料在吸收伤口渗液后可持续稳定地释放银离子，达到持续抗感染的作用(图5-5)。含银的复合敷料不但能杀灭细菌,还具有复合体敷料的特性,如泡沫银离子敷料、藻酸盐银离子敷料等,临床应用广泛(图5-6、图5-7)。

(3)含碘敷料

由加碘的无纺纱布形成,当敷料接触到伤口时就会自动释放出碘离子,从而起到杀菌的作用。

(4)胶原蛋白敷料

由90%胶原蛋白及10%藻酸

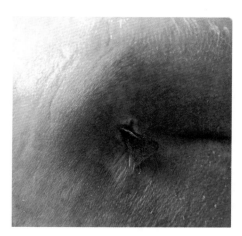

图5-5　银离子敷料

钙复合而成,敷料在吸收渗液的同时释放胶原蛋白,从而形成胶原层。

(5)皮肤创面无机诱导活性敷料

该敷料应用具有人体上皮细胞再生诱导作用的无机元素为生物活性成分,主动地诱导上皮细胞增生,促进伤口快速愈合。

(6)甲壳素敷料

甲壳素是从菌类中提取的一种类似纤维素的物质。该敷料具有广谱抗菌作用,并能选择性抑制人成纤维细胞的生长,促进表皮细胞生长,无

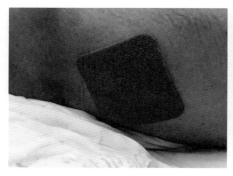

图5-6　泡沫银离子敷料

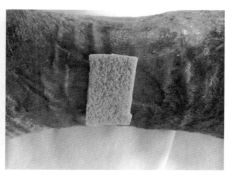

图5-7　藻酸银

毒、无刺激性、无免疫原性,对伤口愈合有明显的促进作用。

（7）新型有益菌纤维素敷料

主要是由微生物合成的超微纯纤维素构成,即由醋酸杆菌属中的木醋杆菌合成。该敷料具有吸水性强,密闭性及黏附性佳,抗张强度好,抑菌能力强等特性。可用于难愈性压疮等慢性创面。

17. 压疮愈合的生长因子有哪些

创面修复是一个多因素参与的复杂而精细的生物学过程,由多细胞、多分子、多生物因素参与,其中生长因子不仅可以促进角质细胞增殖分化,从而使创面再上皮化,还可改变细胞外基质,促进蛋白质、DNA 和 RNA 的合成以及糖酵解,促进新生肉芽组织形成。这些生长因子包括血小板衍生的生长因子（PDGF）、转化生长因子（TGF）、血管内皮生长因子 VEGF（VEGF-A、VEGF-B）、转化生长因子 -a（TGF-a）、白细胞介素（IL）、肿瘤坏死因子（TNF）、成纤维细胞生长因子（FGF）、胰岛素样生长因子 -1（IGF-1）、生长激素和干扰素（IFN）。

生长因子作为一种近年来应用于创面修复的新方法备受人们关注,不同的生长因子在创面修复各个阶段参与组织修复加速创面愈合。

18. "伤口湿润环境愈合" 的理论是如何形成的

20 世纪 50 年代之后,"伤口湿润环境愈合" 理论逐步产生和完善,随之而来的是湿性敷料时代。

1958 年,奥德兰（Odland）首先发现:保持完整的水疱,其皮肤愈合的速度比水疱破裂的皮肤愈合速度明显加快。

1962 年,动物生理学家温特（Winter）通过猪体组织研究发现,聚乙烯薄膜覆盖的伤口,上皮的形成速率是暴露伤口的 2 倍,并发表了具有突破性的研究,指出水疱如果不予刺破,能促进上皮表层细胞移动,有利于伤口迅速愈合。首次证实湿润且具有通透性的伤口敷料加速愈合过程,并首先

发表于 *Nature* 杂志，这一实验奠定了"湿润伤口愈合"观念的理论基础。

1963年，欣曼（Hinman）等人的人体试验显示出了同样的发现：密封湿润伤口使表皮再生速度提高约40%。

1972年，罗非（Rovee）的实验证实了清洁无结痂的湿润伤口比干燥的伤口愈合快得多。由此伤口湿润疗法开始被临床广泛接受。

1992年，惠兰（Wheland）的研究在此再次证实，湿润环境下的伤口不结痂，而结痂容易迫使表皮细胞迁移绕经痂皮下，从而延长愈合时间。自此，"伤口湿润环境愈合理论"开始被医疗界广泛接受。

2000年8月美国食品与药品管理局（FDA）在新颁布的创面医疗用品（外用药和敷料）的行业指南中特别强调，保持创面的湿润环境是标准的伤口处理方法。

目前，"伤口湿润环境愈合"理论已经成为慢性伤口处理的"黄金标准"。

19. "伤口湿润环境愈合"的基本原理是什么

现代的伤口湿性愈合理念是使创面在密闭性及半密闭性敷料下，保持其适度湿润的环境和适宜的温度，以促进伤口的愈合。

（1）无痂皮形成

避免表皮细胞绕经痂皮下迁移而延长愈合时间。

（2）调节创面氧张力

维持创面局部微环境的低氧状态，维持相对低的氧分压，湿润和低氧环境能维持创缘到创面中央正常的电势梯度，促进毛细血管和肉芽组织的形成。上皮细胞和胶原纤维的生成与创面的氧张力密切相关，已证实低氧张力有利于上皮细胞与胶原纤维的生成，有利于疮面愈合。

（3）发挥了渗液的重要作用

保证伤口渗液不粘连创面，且能保持创面的恒温，避免新生肉芽组织再次机械性损伤，同时保持伤口局部的湿润，能够相对的避免创面神经末梢暴露于空气中,明显减轻了更换敷料的损伤和疼痛,为创面的愈合提供了适宜的环境。

（4）激活活化因子

保留在创面中的渗液释放并激活多种酶和酶的活化因子。湿性环境下,保留在伤口渗出液中的组织蛋白溶解酶,可促进坏死组织的溶解与吸收。同时适当的渗液还能有效地维持细胞的存活,促进多种生长因子的释放,有利于细胞增殖分化和移位,加快愈合。

（5）形成屏障

密闭性、半密闭性的保湿环境,敷料能够形成屏障,感染机会随之下降。密闭、半密闭状态下的微酸环境能直接抑制细菌生长,又有利于白细胞介导的宿主吞噬细胞发挥作用,提高局部的免疫力。

20. "伤口湿润环境愈合"有哪些优势

湿性愈合疗法是应用闭合性敷料为创面提供微湿、微酸和低氧的环境,在充分隔离外界细菌对创面再污染条件下,加速创面坏死组织自溶性清创,同时促进肉芽生长与再上皮化,缩短创口愈合时间。湿性愈合疗法的好处有:① 维持创面局部的低氧环境,短期的低氧有利于新生血管和肉芽组织的形成;有利于坏死组织和纤维蛋白的溶解;保护肉芽颗粒,利于上皮化,加快愈合,不结痂,减少瘢痕。② 避免神经末梢暴露于空气中,减少疼痛。③ 敷料不易与肉芽组织粘连,减少换药时的机械损伤;减少换药次数,节省敷料,并且降低了医疗费用,同时减少护理工作量。④ 降低了感染率,避免了痂下大量细菌存留。

21. "伤口干燥环境愈合"有哪些缺点

传统观念普遍认为在护理2期及3期以上压疮患者时,应尽量保持创面的局部清洁干燥。常用的方法有空气隔绝后局部持续吹氧法,利用纯氧抑制创面厌氧菌生长,提高创面组织供氧,改善局部组织有氧代谢,并利用氧气流干燥创面,此外还有烤灯、干纱布填充法等。

传统的干性愈合理论认为伤口愈合需要"干燥"环境,同时有大气氧的作用,可促进伤口的愈合。但事实上,人类对氧气的利用需血红素的氧和作用,而大气氧是不能被伤口直接利用的。传统的伤口敷料具有保护创面,吸收渗液,敷料原料来源广泛,价格便宜等优点。但伤口干性愈合理论同时存在着许多方面的不足,包括不仅容易使伤口脱水,形成创面结痂,阻碍上皮细胞的爬行,而且容易使生物活性物质丢失;敷料还会与伤口新生肉芽组织粘连,更换敷料时再次性损伤导致伤口愈合速度变慢;渗漏快速,需频繁更换敷料;无法保持伤口的温度和湿度,导致细胞分裂增殖速度减慢,延长了愈合的时间,同时也增加护理工作量;创面与外界无阻隔性屏障,不能有效地防止细菌的侵入。

22. 压疮伤口干燥好还是湿润好

湿性愈合可有效提高压疮治愈率,缩短患者治疗时间,所以维持压疮伤口的湿润环境是有利于创面愈合的。但是,也不可过分湿润,渗出液明显增多且伴有创面异味很可能是创面感染。

23. 湿性愈合敷料有哪些功能

湿性治疗是指运用敷料和药液帮助伤口维持一个湿润的环境,以促进创面愈合。理想的湿性愈合敷料应具备以下功能:保持伤口周围皮肤的干燥,伤口底的湿润;吸收过多的渗液,填充无效腔;清除坏死组织和渗液;提供保护环境,避免细菌侵入;固定、止痛、止血;清创,加速伤口渗液中的酶分解坏死组织的作用;传递某些药物进入伤口。

24. 目前使用较广泛的湿性愈合敷料主要有哪些

(1)水凝胶(清创胶)敷料类

水凝胶敷料是一种新型伤口敷料,其主要成分为聚氧化乙烯、聚丙烯

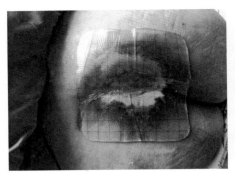
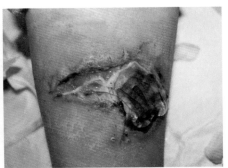

图5-8　薄膜型水凝胶　　　　　　图5-9　无定型水凝胶

酰胺或聚乙烯吡咯烷。其最大的特点是可以吸收自身质量成百上千倍的水，并与水牢固结合，然后膨胀形成水凝胶。分为两类，一类是薄膜型水凝胶，另一类是无定形水凝胶。薄膜型水凝胶是通过上述亲水性聚合物的交联作用形成的三维立体结构（图5-8）。无定形水凝胶包含少量胶原、藻酸盐或碳水化合物，可用于伤口焦痂的保湿，并促进伤口的自溶性清创。但是由于其黏性不够，自身难以保持在创面，需要第二层敷料固定（图5-9）。

（2）水胶体敷料类

水胶体敷料由弹性的聚合水凝胶与合成橡胶和黏性物混合加工而成，具备保持伤口湿润、吸收渗液、自溶性清创、加速伤口愈合、保护暴露的神经末梢等优点（图5-10、图5-11）。

一方面，水胶体敷料可促进坏死组织和纤维蛋白溶解，生长因子的分泌从而加速创面愈合；同时，水胶体敷料可保持创面的相对密封与保湿，创造低氧环境，使创面毛细血管血流灌注明显增加，加快毛细血管的生成速度。此类敷料可以吸收少量到中量渗液，其密闭性可以阻挡微生物的入侵，同时起到部分清创作用，弥补以纱布为代表的传统敷料屏障作用差且不能促进伤口愈合的缺点。

值得注意的是，水胶体敷料禁用于渗出过多的创面，避免皮肤浸渍，

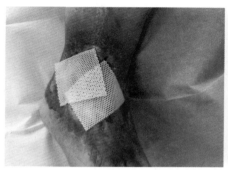
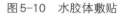

图5-10　水胶体敷贴

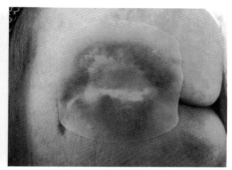

图5-11　水胶体膜

吸收大量渗液回渗后容易使创面感染。该敷料能密闭创面,所以也不适于用于厌氧菌感染。周围皮肤脆弱或感染时不能使用,创面分解的敷料容易误以为是创面感染,从而导致对创面的错误判断。

（3）藻酸盐敷料类

藻酸盐类敷料是棕藻中提炼出的藻蛋白酸,与创面渗液接触时,通过离子间交换,不溶性藻酸钙变为可溶性藻酸钠,并释放出钙,能吸收相当于自身重量20倍的液体。藻酸盐中的钙离子在伤口表面可形成一层网状凝胶,有助于促进止血,能使氧气通过,而将细菌阻隔在外面。高钙环境还能促进表皮角质细胞的分化成熟(图5-12)。

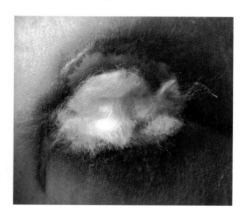

图5-12　藻酸盐

（4）泡沫敷料类

泡沫类敷料由聚氨基甲酸乙酯和聚氧乙烯乙二醇多孔泡沫组成,内层为亲水性材料,独特的负压引流作用可以确保敷料与创面的完全接触,快速引流,能快速吸收中等渗出的伤口中的渗液,并将渗液紧锁在固定区

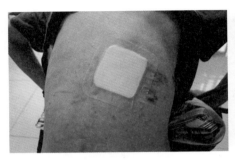

图5-13　泡沫敷料（1）

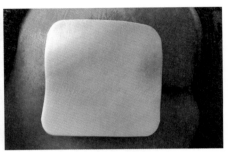

图5-14　泡沫敷料（2）

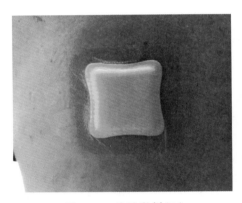

图5-15　泡沫敷料（3）

域，不会浸渍周围皮肤。同时维持伤口理想的湿性环境，防水、防菌、透气，防止过多的水分蒸发。外层为疏水性材料，防水，可以洗澡及淋浴。泡沫敷料不易与肉芽粘连，减轻了换药时的痛苦。但泡沫敷料本身不具有抗感染作用，不适合单独应用于感染创面（图5-13～图5-15）。

25. 什么是清创

　　清创是指采用物理的、化学的、生物的等各种方法去除伤口中的失活物质、异物和愈合不良的组织，去除伤口异味，减轻伤口细菌负荷，从而促进伤口愈合。目前适用于慢性伤口的清创理论为有限清创理论，即清除坏死组织的同时尽量减少对正常组织的损伤。

26. 目前常用的清创方法有哪些

　　目前临床上常用的清创方法包括：① 物理清创法，如冲洗法、湿-干敷料更换法、保守锐器清创法、水刀清创等。② 自溶性清创法，如使用半密闭或全密闭式保湿性敷料。③ 手术清创法,如使用手术刀等各类手术器械。其他清创方法还包括化学性清创法(使用化学药物酶)和生物清创法(使用无菌蛆虫),临床使用较少。伤口处理者应根据患者伤口的实际情况,动态选择合适的清创方法。

(1) 物理清创

1) 冲洗法:使用莲蓬头、注射器、点滴管或其他冲洗器具对局部伤口或全身进行适度压力的冲洗,以软化或去除坏死的组织。冲洗法对环境和设备要求低,但清创效果有限。

2) 干-湿敷料更换法:将湿润的无菌纱布覆盖在伤口表面直至变干,坏死组织随纱布的移除而被清除。操作方便,对环境要求低,但存在会损伤正常组织、可能引起出血等缺点。

3) 保守锐器清创法:是指在不引起疼痛和出血的情况下,利用镊子、剪刀、血管钳等器械分次、阶梯式剪除坏死组织的方法。保守锐器清创法是换药室常采用的清创方法之一,尤其适用于年老体弱、基础病多而不能耐受手术清创的患者,但对操作者的资质要求高。对于压疮患者或其家属而言,在家中自行换药时,较难采用该方法。

4) 水刀清创法:是目前一种较先进与高效的清创方法。清创水刀系统是由头发丝粗细的喷嘴中喷射出超音速、可调控的高压水流,对伤口进行精细清创。水刀清创的优点在于可利用高压水束对人体皮肤组织选择性清创,并可减少出血及细菌负荷,极大地减少交叉感染,最大限度保留正常组织。但清创水刀系统价格较昂贵,一般的门诊换药室难以配备,常用于手术治疗压疮伤口前的创面床准备过程中。

(2) 自溶性清创法

是指创面床利用自身分泌的伤口渗液内的有效成分,包括各种内源性酶、炎性细胞、生长因子、巨噬细胞等将坏死组织降解消除以加速肉芽组织生长的方法。常利用水胶体敷料、水凝胶敷料、泡沫敷料等来封闭伤口,从而通过伤口渗液来完成自溶性清创。该清创方法具有无创、疼痛感低、易被患者接受等优点。缺点是清创时间较长,不如外科清创迅速,可能造成周围皮肤浸润性皮炎或湿疹,禁用于大量渗液或感染的压疮伤口。

（3）手术清创法

在无菌环境下,医生对符合外科清创指征的伤口,利用手术刀、刀片、剪刀等手术器械去除坏死组织、钙化组织或失活组织或清除无效腔等。一般在清创前需要使用合适的麻醉药品,具有清创彻底、快速的优点;缺点是扩大了伤口,会引起出血和强烈的疼痛,不适用于具有出血倾向、高龄、全身情况差、疼痛阈值低的患者。

（4）联合清创法:联合使用两种或两种以上清创方法,形成优势互补,从而达到加速清创过程、改善效果的目的。

27. 如何清创伤口

清创是压疮治疗的一个关键环节技术,20世纪90年代末期,微创理念使清创原则改变为“有限清创、减少损伤”。当前对清创一致的认识是一种伤口处理的技术。清创方法很多,去除的是影响愈合的失活组织、腐肉和坏死组织、异物及愈合不良组织,原则是减少对组织的损伤,促进组织修复和愈合。

清创方法也由外科清创改良为保守性锐器清创、自溶清创、酶解清创等,每种清创方法都有其优缺点、使用适应证和操作风险,建议使用联合清创,以确保安全有效,并减少操作风险和并发症的机会。

28. 压疮伤口清洗溶液有哪些

伤口清洗是指使用流体从伤口表面去除松散附着的碎片和坏死组织,同时不使健康组织受损,是伤口处理中的重要环节。伤口清洗液,顾名思义就是伤口清洗时所使用的溶液。在临床上,经常会有患者及家属询问应该配制何种伤口清洗液。理想的伤口清洗液应当具备以下特点:

对人体组织无毒、无色，在生物环境下仍然有效，可减少微生物数量，不引起过敏反应，容易获得，成本低，保质期长，排放后不污染环境。由此可见，目前生理盐水（0.9%氯化钠溶液）是最合适压疮伤口的清洗溶液。生理盐水是等渗溶液，对人体无刺激，使用时患者疼痛感低，在减轻伤口细菌负荷、降低宏观和微观颗粒污染和控制伤口感染方面同样有效。在生理盐水缺乏时，患者家中自行换药时可以采用符合饮用水标准的自来水或冷开水进行伤口清洗。值得注意的是，在使用符合饮用水标准的自来水前应持续放水15秒。

虽然目前仍有部分临床科室采用一些表面消毒剂，如碘伏、75%酒精、过氧化氢溶液等作为压疮伤口的清洗溶液，但必须指出所有的表面消毒剂均具有细胞毒性作用。如碘伏对伤口有刺激，易损伤新生肉芽组织，常产生耐药菌株；酒精易导致细胞脱水及毛细血管损伤，且造成患者疼痛明显用过氧化氢溶液对封闭的组织腔隙进行冲洗时应慎重，以避免产生气体栓塞，亦不可注入体内的无效腔。故这些表面消毒剂都不建议用来常规清洗伤口。除了在某些特殊情况下，可以由专业的医务人员对伤口情况进行综合判断后短期使用，如怀疑厌氧菌感染的压疮伤口可以先采用过氧化氢冲洗，再用生理盐水冲洗干净伤口内残留的过氧化氢溶液。除此之外，肉芽水肿的伤口可以选择浓钠溶液进行伤口清洗。

29. 压疮伤口清洗技术有哪些

常用的压疮伤口清洗技术主要包括擦洗、冲洗和淋浴3种。

单纯的擦洗被证明是有效地清除伤口细菌的方法，但不能降低感染率。擦洗时可使用棉球、棉签或纱布充当擦洗工具，采用由内至外的顺时针或逆时针打圈法来清洗。应注意不要破坏正常的组织，特别是新生的上皮组织。

对于复杂的压疮伤口，可以采用擦洗和冲洗结合的清洗方法。冲洗方法又可分为脉冲式冲洗法、喷射水冲洗法、高压式冲洗法等。脉冲式冲洗法的原理是用高压气体将水压出，变成脉冲式水流，其压力一般为 $2 \sim 2.5$ kg/cm²。脉冲水流有增压期和减压期，能使异物与污染物松动，容易排除。临床上常用带16号针头的一次性60 ml注射器抽吸0.9%无菌生理盐水进行脉冲式水流冲洗，针头尽可能靠近伤口的表面，从伤口中心环形向外形成涡流，反复冲洗，直至洁净。条件允许可采用数字式多功能清洗机，可以控制清洗压力，缩短清洗时间。喷射水冲洗法可以采用静脉吊瓶或特制的冲洗器进行，有研究表明当压力控制在 $5 \sim 7$ kg/cm²时，对组织损伤很小，且不会将表面的细菌冲进深层组织。高压冲洗由19号针头带35 ml注射器组成，针头应尽可能靠近到伤口的表面，$2.5 \sim 5$ cm。此时产生的内压力为982.58 mmHg（19 psi），到伤口表面压力为362 mmHg（7 psi）。高压冲洗可以有效地减少伤口细菌污染的程度，并显著降低伤口感染的发病率。但高压冲洗可能造成组织水肿，使用时应权衡利弊。对于潜行或窦道伤口，可取下针头，接上剪去针柄的头皮针软管，置于伤口内部进行冲洗。淋浴法可以用在患者去医院换药前，先通过淋浴将伤口冲洗干净，再即刻前往医院进行伤口处理。

30. 如何清洗伤口

　　伤口中的异物会阻碍伤口愈合，常见的异物有伤口中的组织碎片、缝线；环境中的灰尘、头发、玻璃；敷料所产生的棉质纤维、羊毛纤维等。温和而全面的清洗能去除阻止愈合的碎片和异物，然而频繁清洗会干扰伤口愈合的环境，甚至使非常脆弱的新生肉芽或上皮细胞受损害和被去除。

　　现代伤口愈合理论认为，正常的伤口渗液包含了抗微生物物质，有保护和清洁伤口作用，并能营造有利于愈合的湿润环境。

　　因此，提出了清洗伤口的指标：① 伤口感染。② 渗液过多。③ 有异物或组织碎片、焦痂或腐肉存在。④ 需要降低感染或减少失活组织。

⑤清创缝合时,清洗伤口的溶液必须对伤口愈合过程无损害,现已证明所有的抗菌剂或消毒剂都有细胞毒性,需要慎用或禁用,许多抗菌剂被发现在血液、脓液和组织中被蛋白质结合而灭活,因此建议伤口最好用水或生理盐水清洗。所使用溶液的温度应该与体温相同,冷溶液会降低伤口温度,至少需要3～4小时才能恢复到操作前温度。

清洗伤口的方法:从伤口的中央到外缘还是从伤口顶部到底部或是由外向内尚无明确的结论。研究证明,水流冲洗比擦洗效果更好,冲洗包括使用注射器抽取生理盐水冲洗或淋浴。当伤口污染严重或需要清创时,低压或脉冲式冲洗最有效。

31. 压疮伤口清洗的注意事项有哪些

(1)谨慎的选择伤口冲洗液,虽然目前市面上存在很多伤口冲洗液,但最贵的不一定是最合适的,目前伤口清洗液首选仍是生理盐水。

(2)不要使用有色的伤口冲洗液,如紫药水、红药水等,以免影响对伤口的评估。

(3)擦洗或冲洗伤口时,要注意控制压力,避免对正常组织的损伤。

(4)有出血倾向的伤口不宜用冲洗法,会增加伤口出血的风险。

32. 适用于压疮伤口周围的清洗溶液有哪些

临床上或日常生活中经常碰到从不对伤口周围皮肤进行清洗或消毒的患者,理由是担心伤口会接触到水影响伤口愈合。实际上,这种做法反而阻碍了伤口的愈合过程,若不清洗伤口周围的皮肤,定植于伤口周围的细菌进入伤口则增加了伤口感染的风险。

局部消毒剂对皮肤上的常居菌和暂居菌均有活性,可以杀灭、抑制或减少微生物,且发生耐药性和过敏的风险较低,目前将消毒剂用于完好皮肤是被允许和广泛接受的。压疮伤口周围清洗液主要包括了生理盐水和局部消毒剂,如70%～75%的医用酒精、含碘溶液、含氯溶液等。

33. 压疮多长时间换一次药

创伤修复的基础是再生,频繁的伤口换药对创面造成反复牵拉撕裂,降低局部组织的免疫及再生能力,打乱了局部微循环灌注及促生长因子的聚积,同时也增加了与外界细菌接触的机会,导致创口愈合不良;而对于渗出严重的伤口,长时间不换药,渗出物淤积,细菌滋生,会导致创面感染加重;所以换药时间不能一概而论,要根据伤口的具体情况而定。

一般来讲伤口比较清洁,换药间隔时间可长一些。如果伤口感染严重,分泌物较多,换药间隔时间可短些。伤口脓液量多,异味明显,可以每日换1～2次,也可在脓液浸透纱布时即给予更换。换药时间还与所使用敷料有关,如泡沫类伤口敷料一般1～4日更换一次,凡士林油纱布一般1～2日更换一次。具体请咨询专科医生。

34. 在家自行换药需要注意什么

压疮患者常见于长期卧床的老年人,或高位截瘫患者,就医不便,且创面愈合时间长,很多家属自行在家换药,建议在医生的指导和培训下进行。

(1)对创面的情况要准确判断,有把握后才能在家自行换药,否则要及时就医;盲目地操作会错过创面的最佳治疗时间,加重病情。

(2)换药前用肥皂、流水将双手洗净,换药碗、镊子用高压锅煮沸约半小时,购买已消毒过的纱布,保证与创面接触的物体均已消毒灭菌。

(3)黏在伤口上的纱布不容易揭开,可用生理盐水湿润后,再轻轻揭去,不要暴力操作,以免损伤新生的肉芽组织。

(4)酒精棉球和碘伏棉球只能消毒创面周围皮肤,一般由伤口边缘向外擦,感染较重的伤口则由外向创缘擦;除感染非常严重并伴有恶臭的创面可用过氧化氢冲洗外,一般创面只能用生理盐水棉球擦拭。

(5)创面使用外用药物需谨慎,最好在咨询医生后再做决定,切忌将口服抗生素(如阿莫西林、头孢)的粉末直接撒在创面上,造成过敏、细菌耐药等后果，为后来的治疗带来更大的困难。

（6）换药时，如果发现创面发暗，脓液较多或较长时间无愈合迹象应及时到医院就诊。

35. 怎样才能无菌换药

事实上，无菌状态是理想化的，办不到的。清洁并不是绝对的一尘不染，很多时候只能做到相对无菌，因为不论是皮肤，还是空气，抑或是水，总有一些细菌，我们没法保证伤口是理想的那种无菌状态。只要严格遵守无菌观念的操作要求，维持伤口的相对清洁，就可以接受。毕竟，人的免疫系统也是可以工作的，而且不同微生物的致病力也是不同的，少量的微生物未必会引起严重后果。

36. 黄药水是什么

黄药水，学名为"乳酸依沙吖啶溶液"，译音又叫"雷夫诺尔""利凡诺"，为消毒防腐剂，主要能杀灭化脓性球菌，对组织无刺激性，常用其2%～3%的水溶液做外伤消毒，通常用于清洗创面及黏膜等敏感部位，还可用来治疗蜂窝组织炎（如出现红肿、化脓等症状）。不应与含氯溶液、氯化物、碘化物、苯酚、碘制剂及碱性药物等配伍使用。如与其他药物同时使用可能会发生药物相互作用，用药部位如有烧灼感、瘙痒、红肿等情况应停药，并将局部药物洗净，必要时向医生咨询。

很多患者"迷信"黄药水，认为压疮伤口用了黄药水就愈合。其实，黄药水只是一种较为温和的消毒剂，能够减轻创面的感染，一定程度地加快创面愈合。影响压疮愈合的因素众多，如局部组织的受压情况、患者的全身情况等，不会仅因创面感染的减轻就能愈合。

37. 碘伏、碘酒怎么区分

碘酒实际就是碘酊，里面主要成分有碘单质、碘离子（一般是碘化钾和碘化钠)、酒精和水。其主要消毒作用的是碘单质的还原反应。碘单质是强氧化剂,可以破坏蛋白质的结构,从而起到杀菌作用。其中含有的单质碘会烧灼黏膜,所以不可以消毒黏膜,只能用作皮肤短时间消毒,消毒之后需要用75%的酒精脱碘,防止碘长时间停留在皮肤上造成损伤。碘酒并不是为了把碘的效用和酒精的效用结合起来。酒精在碘酒里最大用途就是作溶剂,因为碘不溶于水。

碘伏是碘与表面活性剂或增溶剂形成的不定型的络合物,实际是一种含碘的表面活性剂。碘伏分为多种,目前最常用的是聚维酮碘。0.3%~0.5%的碘伏,以水为溶媒,可以直接用到黏膜上消毒,消毒皮肤用的碘伏浓度则常为1%。由于碘在表面活性剂中可缓慢释放,因此杀菌性持久,刺激性低,不着色,不需用酒精脱碘。

使用碘伏需要注意的事项有:① 注意保质期,碘伏的保质期一般为2年,家庭用最好选用100 ml的小包装,平时应密封存放于通风阴凉处。② 目前市售的碘伏对有机物的抵抗力普遍很低,故因避免与油脂、肥皂等有机物接触。③ 碘伏的杀菌效应受温度的影响较小,在10~30℃其杀菌性稳定,但过高的温度会使游离碘以碘蒸气的形式蒸发,降低其杀菌作用。④ 碘伏多用于消毒创面周围的皮肤,不可直接涂在伤口上。

38. 为什么消毒要用碘酒而不是酒精

一般来说,碘酒(酊)较酒精更为高效、广谱。常说的酒精,是75%的乙醇,属于低水平消毒剂,对神经末梢的刺激作用很强,不宜在黏膜或较大的创面上使用,否则会导致剧烈的疼痛。此外,在使用酒精消毒之前,可以用生理盐水冲洗伤口,以去除其中的血液以及渗出物(因为这些有机物在浓度过高乙醇的作用下可凝结成块,阻碍消毒)。肌肉注射前,先擦碘酒再擦乙醇,是用作脱碘,不是消毒。而酒精对芽孢(spore)一般认为是不起作用的。

39. 为什么过氧化氢会起泡沫

双氧水也就是过氧化氢（H_2O_2）的水溶液，医疗上常用的过氧化氢浓度为1%和3%，主要作用是抑制或杀灭伤口内的厌氧菌。另外，过氧化氢有很好的止血作用，其释放的氧离子能使伤口的细小血管收缩，渗出的纤维蛋白凝固，降低局部组织的渗透性，对伤口的止血能起到不小的作用。除此之外，过氧化氢在与组织接触时，还会产生热量，这些热量能破坏伤口局部的内毒素和外毒素。临床工作中，医生常会在伤口用过氧化氢冲洗后，外加生理盐水冲洗，这样就能减少毒素的吸收。过氧化氢由于有上述3个作用，因此在临床应用中用于冲洗外伤伤口或恶臭的伤口，尤其适用于厌氧菌感染的伤口。

过氧化氢在与皮肤接触时会发生氧化反应，自身变成水，同时释放氧气，同时中间还有一些超氧离子，而过氧化氢就是依靠这些超氧离子杀菌的。如果不冒白沫，那就有可能代表过氧化氢失效了。即使是1%和3%的过氧化氢也具有很强的氧化性。研究认为，过氧化氢具有细胞毒性，所以除非有明确的厌氧菌感染或极其严重的混合感染，否则不要用过氧化氢冲洗创面，并且请在医生指导下使用过氧化氢。

40. 可以用紫药水、红药水消毒吗

（1）紫药水

学名甲紫，是一种碱性染料，对一些细菌有杀灭的作用，外用的是0.5%和1%、2%的溶液。常用于皮肤和黏膜的创伤及溃疡，可起到杀菌、收敛（与坏死组织凝结成保护膜）、保护皮肤的作用。可用于皮肤和黏膜化脓性感染、白色念珠菌引起的口腔炎。

（2）红药水

红汞，有抑制细菌的作用，但效力比较弱。市场出售的为2%～4%水溶液，可用于皮肤和黏膜伤口的消毒。

紫药水（甲紫）、红药水（红汞）已逐渐被淘汰了。

41. 把盐放在水里是不是可以用来清洗压疮伤口

不少压疮患者家属会振振有词道,你们医生说用生(理)盐水洗伤口,我就往自来水里撒点盐就可以洗伤口啊。确实让人哭笑不得。

医生说的生理盐水就是0.9%氯化钠溶液,是指100 ml溶液中有0.9 g氯化钠(化学式是NaCl)。可以冲洗伤口,去掉异物、血块等,有增进肉芽组织营养及吸附创面分泌物的作用,且对肉芽组织无不良刺激。盐的主要化学成分是氯化钠,在食盐中含量为99%(属于混合物),部分地区所出品的食盐为降低氯化钠含量而加入氯化钾,以降低高血压发生率,添加了碘的食盐则被称为碘盐。总之,生理盐水绝不是自来水里撒点盐就能制作的。

42. 鸡蛋清、珍珠粉、云南白药都可以用在压疮伤口上吗

鸡蛋清、珍珠粉等日常生活用品没有经过消毒灭菌,不要随意用在创面上,避免感染。云南白药粉施用在红、肿、疮、毒脓破溃之前,一旦破溃,则不可再外用,直接将药粉撒在伤口上止血常导致伤口感染。而云南白药气雾剂也不应用于开放性伤口,除非在缺乏医疗条件的紧急状况下,为了尽快止血止痛,作为应急使用。有研究显示,将云南白药粉剂加入无菌生理盐水制成糊状,涂于压疮创面上,外敷湿润纱布,能够促进压疮创面愈合,但未经过足够样本的临床试验,所以云南白药在创面的应用需谨慎。

43. 伤口上撒头孢粉可以消炎吗

很多患者家属自行将头孢粉撒在压疮伤口上,认为这样可以"消炎"(图5-16)。头孢粉属于抗生素,一般认为局部应用抗生素有以下好处:① 可以准确地在所需部位投药,并形成几十甚至几百倍于全身应用抗生素时的药物浓度。② 可以在局部迅速达到峰值药物浓度并长时间维持。③ 虽然局部药物浓度极高,但用药总量及进入血液循环的

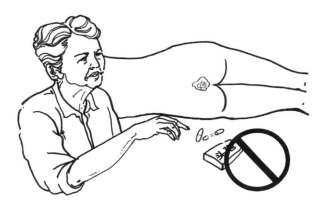

图5-16 伤口外用头孢不可取

药量少于全身用药,因而不会对全身重要脏器产生毒副作用。④ 当局部发生软组织感染时或行手术清创后,由于机体的自然防御机制,这一区域是缺乏血供的,而局部应用抗生素可以直接作用于病变部位,不需血液将药物携带至这一区域。因此病变局部的缺血不致影响疗效。但是,局部应用抗生素易发生过敏反应并导致细菌耐药,甚至菌群失调,二重感染。头孢粉、青霉素等抗生素很容易引起耐药,故应尽可能避免在皮肤、皮下和黏膜等局部应用。创面常用的抗生素类药物有莫匹罗星软膏(百多邦)、多黏菌素、外用夫西地酸乳膏等等,也应在医生的指导下使用,选择针对创面感染菌的抗生素,合理用药,避免或减少耐药和二重感染。

伤口局部用抗菌药物不可随意,更不能将全身用药物用于局部,不可想当然,否则导致感染加重、过敏、伤口深度加重,后期瘢痕愈合。

44. 压疮伤口能接触水吗

很多家属认为,伤口不能"碰"水,当医生肯定地告知:可以洗澡,可以"碰"水,家属仍半信半疑。伤口不能"碰水",这个观念深深根植人心,其实,这是不恰当的。

现代循证依据表明,对创面局部进行恰当的清洗可以减少污秽物和细菌负荷,并改善患者的自身感受,因此大多数创面都可以采用创面冲洗。自来水、蒸馏水、冷开水都可以用来清洗伤口。目前在一些欧美医学发达地区,使用专门水过滤装置的创面清洗已经成为临床常规。但创面清洗需注意几个问题:① 清洗后尽快实施创面处理,以免污染。② 避免反复擦洗导致疼痛、出血,造成二次损伤。③ 勿将消毒剂当作清洗液使用。④ 当创面与内脏器官有窦道连接或深部创面引流不畅时忌用冲洗。

45. 脓液培养是什么

脓液培养是一种细菌培养,可发现病原菌,以制定更合适的治疗方案并改善治疗结果。正确地收集标本是查明感染微生物病原的重要一步,收集标本时应注意:① 注意无菌原则,应在使用抗生素前收集标本。② 取开放脓肿标本,应尽量取化脓组织与健康组织邻近处的脓液,因为脓肿中心处的细菌大多已经死亡。③ 标本采集后应在室温2小时内送至微生物室接种处理,若不能及时送检,需氧培养的标本除对环境敏感的淋球菌、脑膜炎双球菌和流感嗜血杆菌等标本外,可保存在4℃冰箱中,但保存时间不超过24小时。④ 开放性病灶不适合做厌氧菌培养。取厌氧菌培养标本时应用无菌注射器抽取脓液,抽完后立即用橡皮塞封闭针头后送检。若不能及时送检,需室温保存,但保存时间不超过24小时。⑤ 盛标本的容器需经灭菌处理,但不可使用消毒剂。⑥ 干燥、结痂伤口,一般不做培养。

在医院,标本送检后3～7天后可取得检测结果。主治医生可根据检查结果设计更为合理的后期治疗方案。

46. 脓培养做出来有细菌感染,伤口就不会好吗

创面相当于一个营养丰富的培养基,容易受到细菌侵袭,几乎所有

的伤口均可在不同程度上污染有空气中的细菌或来自伤口附近组织或脏器的细菌,特别是肠道和泌尿生殖道。但不是所有的细菌感染都很可怕,人体自身有一定的免疫力,可抵御细菌感染,针对细菌培养和耐药性检测的结果给予合适的药物,也能一定程度加速伤口的愈合。研究证明,慢性伤口致病菌培养最常见的细菌为金黄色葡萄球菌、铜绿假单胞菌和大肠杆菌,这些细菌在银离子敷料,一些抗菌药物的作用下数量会明显下降。但也存在一些致病性和耐药性均强的病菌,则需要特殊的治疗,不可掉以轻心。

47. 压疮会传染吗

压疮不是传染病。压疮是由于局部组织长期受压,发生持续缺血、缺氧、营养不良而致组织溃烂坏死,一般是不传染的。

第六章
压疮的营养

营养在压疮疾病的发生发展中起着重要作用。营养不良已被广泛认可为压疮疾病发生的重要危险因素，压疮患者营养需求增加、消耗增加，又会加重原有的营养不良问题。因此，改善患者营养状况是预防和治疗压疮中十分重要的措施。

1. 哪些因素可以导致压疮患者营养不良

压疮是身体局部组织长期受压，血液循环障碍，组织营养缺乏，致使皮肤失去正常功能，而引起的组织破损和坏死。大部分长期卧床的患者，都有不同程度的营养不良，而压疮患者更加常见营养不良。压疮患者营养不良的主要原因分为摄入减少、代谢改变和非正常性丢失等3个方面。摄入减少主要指压疮患者食欲减退、膳食不均衡、疼痛等导致营养不良；严重疾病和大手术等应激状态可引起诸如前述的代谢改变；吸收不良、严重呕吐、腹泻、瘘管形成、严重烧伤、压疮、肿瘤、大量失血、肾脏疾病、药物作用等众多诱因可产生营养物质的丢失。有研究发现，高龄也是压疮患者营养不良产生的主要原因之一。以上因素可独立亦可组合导致压疮患者营养不良。

2. 压疮患者营养不良如何分类

压疮患者根据营养不良的原因进行分类。

（1）成人消瘦型营养不良

为能量缺乏型。表现为人体测量指标值下降，但血清蛋白水平可基本正常。

（2）低蛋白血症型营养不良

又称水肿型或恶性营养不良，为蛋白质缺乏型。主要表现为血清蛋白水平降低和组织水肿、细胞免疫功能下降，但人体测量指标值基本正常。

（3）混合型营养不良

兼有上述两种类型的特征，属蛋白质-能量缺乏型，是一种较重的营养不良，可伴有脏器功能障碍，预后较差。

3. 为什么要对压疮患者进行营养评估

随着人们对营养不良与压疮之间相互关系认识的不断加深，营养支持治疗越来越受到重视。在压疮的防治过程中，如何适时、适度地实施营养治疗，以及如何科学、有效地评价营养治疗，都基于营养状况评估的准确实施。营养评估的目的：① 估计和判断患者的营养状态。② 区分营养不良的程度和有营养不良危险的患者。③ 分析和判断营养不良的原因及对压疮愈合的影响。④ 决定营养治疗的目的已经营养支持程度/类型。⑤ 为制定和实施个体化营养计划提供依据。⑥ 为评价营养治疗及护理效果提供反馈信息。

营养评估主要采取交谈询问、体格检查、人体测量和实验室检查的方法对患者的营养状况进行评估。

4. 压疮患者营养评估的内容有哪些

（1）主观资料

1）医疗病史：详细了解压疮患者的过去史、现病史，疾病的病程和类型，疾病的病程和类型，疾病的征象（如呕吐、腹泻、发热），治疗方案和使用的药物,有无残疾和运动功能障碍,以及患者当前的身心反应及对自身状况的认识、态度、依从性等。

2)膳食摄入史:认真询问压疮患者饮食习惯和有无影响饮食或吸收的不良嗜好或习惯,如挑食、偏食、酗酒、吸毒等。详细询问压疮患者的营养史,有无进食量改变,有无食欲、嗅觉、味觉改变,有无咀嚼/吞咽障碍,以及患者的社会经济情况。

(2)客观资料

1)体重:体重过度降低和增加均可视为营养不良,其评价标准为在6个月内因非主观原因比平时体重降低或增加10%,或比过去1个月的体重降低或增加5%,或体重为理想体重±20%。也就是说不单是消瘦,肥胖也是营养不良的一种类型,因为体重增加可能为肥胖所致,也可能为水钠潴留所致,而实际瘦组织群量仍减少。标准体重的公式为:

$$男性标准体重(kg)=身高(cm)-105$$
$$女性标准体重(kg)=身高(cm)-105-2.5$$

另外,应指出体重往往作为慢性疾病患者营养状况改变的指标,但由于重症患者应激期大多存在液体正平衡和体重增加;而疾病恢复期又出现大量组织间液体回到血管内而排出体外的情况,使体重减轻。因此,体重不能作为评价重症患者营养状况的唯一指标。

2)体重指数(BMI):理想值为18.5~23.9。BMI<18.9为偏瘦;BMI≥24为超重。标准体重指数的公式为:

$$BMI=体重(kg)/[身高(m)]^2$$

三角肌皮肤褶皱厚度(TSF):可间断判断体内脂肪含量。正常值:男性为11.3~13.7 mm;女性为14.9~18.1 mm。

具体测量方法为:患者自然站立,充分暴露被测部位;测试人员站在被测人员的背面,找到肩峰、尺骨鹰嘴部位,并用记号笔标记出右臂后面从肩峰到尺骨鹰嘴连线中点处；在标记点上方约2 cm处，垂直方向用左手拇指和示指、中指将皮肤和皮下组织夹提起来；右手握皮褶计，在该皮褶提起点的下方1 cm处用皮褶计测量其厚度，测量时皮褶计应与上臂垂直，把右拇指松开皮褶计卡钳钳柄，使钳尖部充分夹住皮褶；用10 g/mm² 夹力，在皮褶计指针快速回落后（约5秒）立即读数。记录以毫米为单位，精确到0.1 mm；要连续测量3次（每次误差应＜2 mm），求平均值。

3）其他客观资料如上臂肌围、肌酐身高指数、血清蛋白、细胞免疫功能、氮平衡等，可以用于判断身体营养状况。具体请咨询营养科医生。

5. 正常成人的营养需求如何

营养支持的目的是维持与改善机体器官、组织及细胞的代谢与功能，促进患者康复。营养不足和营养过度对机体都是不利的。正常人体所需的七大营养素为碳水化合物、脂肪、蛋白质、水、电解质、维生素和微量元素。其中碳水化合物、脂肪和蛋白质，三大营养物质的代谢是维持人体生命本活动及内环境稳定最重要的因素。

（1）正常成人的碳水化合物需求

碳水合化物是机体的能量储备主要来源之一，对正常成人来说，大多数饮食中，碳水化合物提供35%～70%非蛋白质热量。每日碳水化合物摄入不应超过7 g/kg［4.8 mg/（kg·min）］（图6-1）。

（2）正常成人的脂肪需求

脂肪是人体内含量较多的营养物质，主要生理功能是提供能量、构成身体组织、供给必需脂肪酸并携带脂溶性维生素等。脂肪供能应占总能量的20%～30%（应激状态可高达50%）。每日脂

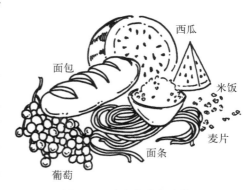

图6-1　碳水化合物食物

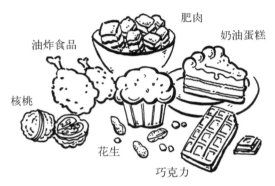

图6-2 脂肪食物

肪摄入不应超过2 g/kg。其中亚油酸和 α-亚麻酸提供能量占总能量的1%～2%和0.5%时,即可满足人体需求(图6-2)。

(3)正常成人的蛋白质需求

正常成人每日蛋白质的基础需要量为0.8～1.0 g/kg,相当于氮量0.15 g/kg。但其需要量可能随代谢的变化而提高到2 g/(kg·日),甚至更高(图6-3)。

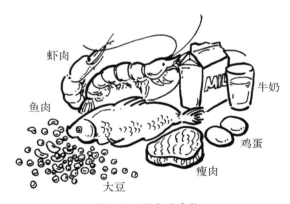

图6-3 蛋白质食物

(4)正常成人的水需求

水分占成人体重的50%～70%,分布于细胞内液、细胞间质、血浆、去

脂组织和脂肪中。一般工作量的成人每日需
水量为30～40 ml/kg。

（5）正常成人的电解质需求

水和电解质平衡是人体代谢中最基本的问
题，细胞内和细胞外的电解质成分和含量均有差
别，但其内外的渗透压经常是处于平衡状态，主
要靠电解质的活动和交换来维持（图6-4）。正

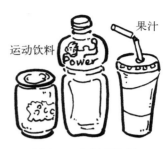

运动饮料　　　　　果汁

图6-4　电解质饮料

常成人每日电解质参考需要量（2000年中国营养学会颁布）见表6-1。2002
年美国肠内外营养学会给出了每日电解质供给量供临床参考见表6-2。

表6-1　正常成人的每日电解质的需要量

电 解 质	需 要 量
钙	25 mmol（1 000 mg）
磷	23.3 mmol（700 mg）
钾	51 mmol（2 000 mg）
钠	95.6 mmol（2 200 mg）
镁	14.6 mmol（350 mg）

表6-2　每日电解质的供给量

电解质	肠内给予量	肠外给予量
钠	500 mg（22 mmol/kg）	1～2 mmol/kg
钾	2 g（51 mmol/kg）	1～2 mmol/kg
氯	750 mg（21 mmol/kg）	满足维持酸碱平衡的量
钙	1 200 mg（30 mmol/kg）	5～7.5 μmol/kg
镁	420 mg（17 mmol/kg）	4～10 μmol/kg
磷	700 mg（23 mmol/kg）	20～40 μmol/kg

（6）正常成人的维生素需求

维生素是维持正常组织功能所必需的一种低分子有机化合物，均

由外源性供给。已知许多维生素参与机体代谢所需酶和辅助因子的组成，对物质的代谢调节有极其重要的作用。正常成人每日的维生素参考需要量（2000年中国营养学会颁布）见表6-3，而每日维生素供给量（ASPEN2002年）见表6-4。

表6-3　正常成人每日维生素的需要量

维生素	需要量（mg）	维生素	需要量（mg）
维生素A	0.75	维生素C	100
维生素D	0.01	泛酸	5.0
维生素E	14	叶酸	0.4
维生素B_1	1.3	烟酸	13
维生素B_2	1.4	胆碱	500
维生素B_6	1.5	生物素	0.03
维生素B_{12}	0.002 4		

表6-4　每日维生素的供给量

维生素	肠内给予量（mg）	肠外给予量（mg）
维生素B_1	1.2	3
维生素B_2	1.3	3.6
烟酸	16	40
叶酸	0.4	0.4
泛酸	5	15
维生素B_6	1.7	4
维生素B_{12}	0.002 4	0.005
生物素	0.03	0.06
胆碱	550	无标准
维生素C	90	100
维生素A	0.9	0.1
维生素D	0.015	0.005
维生素E	0.015	10
维生素K	0.12	1

（7）正常成人的微量元素需求

微量元素在人体内虽含量很少，但分布广泛，且有重要生理功能。目前体内检出的微量元素达70余种，临床上常提及的必需微量元素有9种，即铁、铬、铜、氟、碘、锰、硒、钼和锌。它们与机体代谢中的酶和辅助因子密切相关，具有重要的生物学作用。正常成人每日微量元素参考需要量（2000年中国营养学会颁布）见表6-5，而每日微量元素供给量（ASPEN2002年）见表6-6。

表6-5　正常成人每日微量元素的需要量

微量元素	需要量（mg）	微量元素	需要量（mg）
铁	15	氟	1.5
磷	0.15	铬	0.05
锌	11.5	锰	3.5
硒	0.05	钼	60
铜	2.0		

表6-6　每日微量元素的供给量

微量元素	肠内给予量（mg）	肠外给予量（mg）
铬	0.03	0.01～0.015
铜	0.9	0.3～0.5
氟	4	无确切标准
碘	0.15	无确切标准
铁	18	不需常规添加
锰	2.3	0.06～0.1
钼	0.045	不需常规添加
硒	0.055	0.02～0.06
锌	11	2.5～5

需要强调的是，每位患者对上述七大营养素的确切需要量应当作个体化的调整，既要考虑到权威机构的推荐量标准（如中国营养学会的参考

值),又要根据不同机体组成和功能来进行调整。调整因素包括个体的年龄、性别、劳动强度、妊娠和哺乳、气候条件、体型,身高、体重以及食物成分的不同等,同时还要考虑到机体的生理和病理状态。

6. 如何对压疮高危患者进行危险评估

符合以下情况的患者属于压疮高危患者,需根据其危险评分制定相应的预防措施。目前国内最常用的是 Braden 量表和 Norton 量表,Waterlow 评分表也有广泛应用的趋势。

- 意识不清、大小便失禁、感觉、活动力及运动力减弱或消失。
- 危急重症、严重的慢性或终末期疾病。
- 营养失调严重、中度以上贫血、极度瘦弱。
- 严重脱水、严重水肿。
- 疼痛及其他原因所致固定如骨折、上支架、石膏等。
- 心血管疾病如心力衰竭、DM 及其他疾病所致周围血管疾病。
- 腰以下手术、手术时间 >2 小时的手术。
- 组织创伤、烧伤、烫伤等。
- 长期使用镇静剂、类固醇、毒性药物。
- 入院时已有压疮、陈旧性压疮史(1年内),年龄 ≥ 65 岁,非体检患者。

7. 压疮患者要补充哪些营养物质

应该保证足够能量和蛋白质的供给,同时也要保证摄入足量和平衡的微量营养素。

欧洲压疮咨询委员会及美国国家压疮咨询委员会推荐能量补给最小量为 125.58～146.51 kJ/(kg·d),且必须根据创面的时期、数量、大小以及患者的年龄、并存病、临床和营养状态等进行调整,体重量下降或消瘦的患者需增加热量。

　　欧洲压疮咨询委员会及美国国家压疮咨询委员会建议蛋白质补给量为1.25～1.5 g/(kg·d)。为使创面愈合,蛋白质补给量可达2 g/(kg·d)。微量营养素包括维生素A、维生素、锌。其中维生素A的每日推荐量男性为900 µg,女性为700 µg;维生素C的每日推荐量女性为75 mg,男性为90 mg,吸烟女性为110 mg,吸烟男性为125 mg;锌的每日推荐量女性为8 mg,男性为11 mg。其他营养物质包括特殊氨基酸及微量元素,具体需求量目前还存在争议。

8. 如何对压疮患者进行营养支持

　　强化营养支持可以加速压疮的创面愈合,对减小创面大小有直接作用。可以进食的患者,应根据其全身营养情况制定结构比例合理的膳食表,少食多餐,保证蛋白质、糖、脂肪、维生素及微量元素的合理供给。必要时可根据医嘱补充白蛋白、复方氨基酸、新鲜血浆等,提高机体抵抗力。

　　不能从口进食的患者,给予普通流质鼻饲肠内营养混悬液。压疮患者对能量和蛋白质的需要量增加,只有当营养素和能量摄入充足时,患者的伤口才能达到最佳恢复。否则,恢复过程延长,而且恢复状态也差。

　　压疮患者的营养治疗有两个重要目的,一个是使患者的能量和蛋白质摄入量达到最大,以保证维持或者改善患者的营养状况,从而满足伤口愈合的需要。另一个是摄入足量的维生素、矿物质和微量元素,以纠正营养缺乏,满足患者增加的需要量。尽管压疮患者需要足够的能量和蛋白质,但事实上有许多原因导致不能满足患者的需要量,因此,对压疮患者有必要采取有效的干预措施,以保证他们的能量和蛋白质摄入量水平能最高程度地满足机体需要。

9. 重症压疮患者如何补充蛋白质

　　重症压疮患者消耗大,所以对营养的需求更多。患者需要补充足量的蛋白质,蛋白质的主要来源为:牛奶、蛋和瘦肉类(包括鱼类、禽类、猪、牛、羊等）易消化吸收的优质蛋白。热量供应根据患者理想体重的百分率来调整，热量来源比例为碳水化合物∶脂肪∶蛋白质=0.5∶0.3∶0.2。

另外，在饮食中要维持水分、体内钠钾氯相关电解质的平衡，进食新鲜的蔬菜及水果，补充足量的B族维生素和维生素C，必要时可口服多种维生素及叶酸等。

10. 卧床老人每日需要多少总热量

在中国，以年龄70岁，身高170 cm，体重60 kg的老人为例，其每日需要的总热能为6 000 kJ左右，这位老年人的一天食谱如下：谷类150～200 g，蔬菜400 g，鸡蛋1个，牛奶1袋，肉50 g，少量豆制品（如果肾功能正常的话），水果200 g，油20 g，盐6 g，营养素50～100 g，乳清蛋白10～20 g。

11. 什么是肠外营养

肠外营养是从静脉内供给营养作为危重患者的营养支持。全部营养从肠外供给的称完全肠外营养。

肠外营养的途径有周围静脉营养和中心静脉营养。肠外营养供应患者所需要的营养要素，包括热量（碳水化合物、脂肪乳剂）、必需和非必需氨基酸、维生素、电解质及微量元素。肠外营养分为完全肠外营养和部分补充肠外营养。目的是使患者在无法正常进食的状况下仍可以维持营养状况、体重增加和创伤愈合，幼儿可以继续生长、发育。静脉输注的途径和技术是肠外营养的必要保证。

肠外营养的基本适应证是胃肠道功能障碍或衰竭者，也包括需家庭肠外营养支持者。

12. 什么是肠内营养

肠内营养是经胃肠道提供代谢需要的营养物质及其他各种营养素的营养支持方式。也就是非静脉用药，通过口入或者导管输送到体内的营

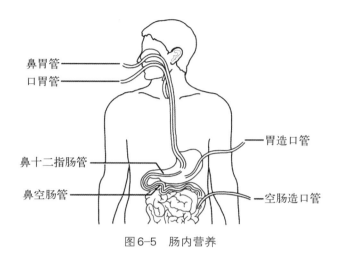

图6-5　肠内营养

养方式,称为肠内营养(图6-5)。

肠内营养的途径有口服和经导管输入两种;其中经导管输入包括鼻胃管、鼻十二指肠管、鼻空肠管和胃空肠造瘘管。

肠内营养适用于有胃肠道功能的压疮患者。

13. 压疮患者饮食注意事项有哪些

压疮患者的家属经常问:吃什么伤口长得快? 这说明大家意识到营养和伤口愈合之间有密切联系。确实如此,因营养摄入不足导致的低蛋白血症、贫血、肌肉萎缩等均被视为压疮的诱因,而补充足够的热量、蛋白质、微量元素可促进压疮愈合。

对于压疮患者,饮食原则总的要求是高蛋白质、低脂肪、丰富的维生素、微量元素、充足的水分、低盐饮食。如鱼、蛋、豆类、瘦猪肉、瘦牛肉、虾、牛奶、黄鳝、甲鱼等。

长期卧床患者易便秘,应注意尽量多吃些蔬菜瓜果和粗粮以增加膳食纤维的摄入,促进肠蠕动,防止便秘。

牡蛎、牛奶、海产品、坚果类、小鱼干、动物肝脏等食物中含有丰富的锌，患者可以适当增加这些食物的摄入。也可多喝些汤类，如猪骨头冬瓜汤、紫菜汤、鸭血汤、丝瓜蛋汤等。

动物的油脂及油煎、油炸的硬固食物等油腻类食物要少吃；黏腻、腥臭、不易消化及有特殊刺激性食物，也应避免。

除此之外，压疮患者应至医院，完善相关检查，由营养科医生系统评价患者营养摄入、体质量变化和生化指标，以及影响营养摄入、吸收及排泄的体征、症状，还可根据压疮的创面大小、严重程度和并发症来估计热量、蛋白质的需要量。

14. 什么是药膳

我们都知道药食同源，尤其是在南方地区，很多人家中"熬粥煲汤"时常常加入一些中药。药膳，就是以谷类为主、配合水果、蔬菜、鱼肉蛋奶、药物等制成的稀饭。药膳疗法，是在中医学理论指导下，将药膳应用于强身延年、防治疾病的一种饮食疗法。《素问·藏气法时论》指出："毒药攻邪，五谷为养，五果为助，五畜为益，五菜为充。"五谷指粳米、麦、小豆、大豆、黄黍；五果为枣、李、栗、杏、桃；五畜系牛、犬、猪、羊、鸡；五菜是葵、韭、藿、薤、葱。

对于压疮患者，通过中西医医生的指导，通过合理摄入不同种类的食物，改善患者的营养，加快压疮创面的愈合。

可以食用山药、黄芪、乌鸡煲汤药膳补气、养血，促进创面愈合。但是中医用药都是因人而异，建议在中医医生的指导下，进行合理的用药食疗。

15. 有没有压疮的食疗方

食疗，是最直接简单的补充营养的方法，利用食物来影响身体各方面的功能，使其获得营养，促进疮面的愈合。如近代医家张锡纯在《医学衷中参西录》指出：食物"患者服之，不但疗病，并可充饥"。列举几种加强压疮营养的食物。

（1）"大众方"粥

黄芪10～30 g,枸杞子10～50 g,熟地（或生地）10～50 g,补骨脂（纱布包裹）6～10 g,带肉猪骨（或鸡肉）250～500 g,煮沸文火煲60分钟。取肉、汤加适量粳米煮粥。

（2）红枣粥

红枣（去核）10枚,浸泡30分钟后,加粳米100 g,煮粥。

（3）参芪鱼粥

党参10～15 g,黄芪10～20 g,活鲫鱼或鲤鱼250～300 g,带肉猪骨100 g煮沸文火煲汤30分钟,取肉、汤加粳米150 g,煮粥。

（4）黄芪三七乌鸡汤

取黄芪30 g、三七15 g、乌鸡250 g、水500 ml,文火隔水炖2小时,调味。每日早晚各一次,每次250 ml,饮汤、吃鸡。15日为1个疗程。

第七章
压疮的中医药防护

　　压疮不仅是临床常见的疾病和并发症，也是国家中医药管理局认定的疑难病症，中医药治疗压疮历史悠久，因其疗效显著、使用方便、价格低廉，至今仍在临床中广泛使用。

1. 中医如何认识压疮

　　在古代，中医将压疮称为"席疮"，《外科真诠》记载："席疮乃久病着床之人，挨擦磨破而成，上而背脊，下而尾闾。"认为压疮与患者久卧于席上有关，主要好发于背部脊柱至骶尾部，现代中医则进一步解释，压疮多因患者久病、大病之后气血耗伤，加之久卧伤气，气虚而血行不畅，还有因为受压部位气血失于流通，局部肌肤失于濡养，皮肉坏死，再因挨擦磨破，皮肤破损染毒，则加重病情的发展。这种理论与国内外的压疮发生机制中压力、剪切力及摩擦力等病因理论一致。

2. 针灸可以治疗压疮吗

　　由于压疮部位皮肤本来就存在病变或损伤，针法不能直接运用于患处，而应该围绕患处周围并朝向病变中心施针。传统的针刺方法与现代的脉冲电流相结合形成的电针法可以通过持续微电流的刺激改善患处的血液循环，并减轻局部红肿及疼痛，提高了针刺的治疗效果，扩大了针灸治疗的范围。目前，电针法运用于压疮的治疗不仅见于个案或经验报道，也有对照研究对比进行了初步的验证。

灸法是用艾绒或其他药物放置于体表穴位或病变部位上熏灼、温熨，借温度、热力及药物的作用治疗疾病，能温经通络、改善局部血液循，有利于疮面的愈合。如艾灸"三步法"，是在常规护理的基础上使用温和灸（将艾条燃着的一端与施灸部位的皮肤保持一寸左右距离，使患者有温热而无灼痛感）、回旋灸（将燃着的艾条在穴区上方作往复回旋的移动）、雀啄灸（将艾条燃着的一端在施灸部位上作一上一下忽近急远的一种灸法，形如雀啄）。具体请至专科就诊（图7-1）。

针灸的部位，既有在压疮的患处周围，也有走形于压疮患处经络的相应穴位。针灸的运用对实施人员的要求较高，需要在有条件的医院和机构中进行，请至专科就诊。

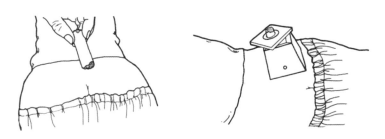

图7-1　艾灸治疗压疮

3. 穴位按摩可以预防压疮吗

传统的压疮预防提倡对受压部位皮肤特别是发红皮肤进行按摩以促进血液循环，但目前普遍认为按摩受压部位皮肤会增加皮肤的剪切力和摩擦力等，不建议进行。特定的穴位按摩或许有独特的优势，不仅能促进血液循环，还能避免刺激受压部位。有报道采用按揉的手法刺激患者的环跳、秩边、气海、膈俞、足三里、腰阳关等穴位，可减少压疮的发生率。还有报道根据患者受压部位选穴：枕骨、背部、肩胛取穴肝俞、玉枕、风门、天柱、大抒；足踝、髋部取穴风市、环跳、居髎、膝阳关；足跟、骶尾部取穴昆仑、附阳、承扶、上髎、下髎，进行按揉以预防压疮。但目前穴位按摩的研究中随机对照研究较少，因此不足以支持穴按摩能有效预防压疮的结论。

4. 中药熏洗可以治疗压疮吗？

中药熏洗疗法在治疗溃疡方面具有一定的优势，正如《医宗金鉴·外科心法要诀》记载："洗法有荡涤陈腐，推陈出新之功，且人之气血，喜温而恶寒，肌遇寒则凝，遇温则活。"中药淋洗或湿敷溃疡，使药力直达病所，且迎合人之气血喜温之性，故渗透性好，同时能清洗疮口，又能祛除毒邪。热能疏通腠理、活血通络、解挛止痛。

熏洗过程需注意：① 控制好温度，避免烫伤。② 冬季熏洗应注意保暖，夏季防止吹风。③ 注意无菌操作，避免发生交叉感染，用具做好消毒处理。④ 高血压、心脏病患者慎用熏洗法。⑤ 有出血性疾病、结核病活动期、肝、脑、肾严重继发性及全身性严重感染患者禁止熏洗。目前很多医院配置了中药熏洗仪，且根据辨证论治采用相应的中药进行熏洗，请至专科就诊。

5. 外用中药制剂可以治疗压疮吗

由于中药在悠久的发展历史中形成了很多可运用于压疮的不同方剂，而且在压疮防治运用过程中不断总结经验、改革创新，目前用于压疮护理的中药名目众多，不同的中药制剂不仅在配方上会有所增删，而且也有不同的使用方法，分别在活血散瘀、清热解毒、抗菌抑菌、排脓去毒、去腐生肌等方面有不同功效，以达到预防和治疗压疮的目的。本文列举目前文献中使用较多的中药成方、成药外用品种，仅供参考。

（1）湿润烧伤膏

湿润烧伤膏由黄连、黄柏、黄芩、地龙、罂粟壳组成，有清热解毒，止痛生肌、活血化瘀等作用。湿润烧伤膏在使用过程中，创面不形成痂皮，油性基质可保持创面湿润，促进药物渗入，加快创面的愈合。换药时只需用棉签拭去坏死组织及残留药物，再重新涂药即可，不需覆盖敷料。

（2）马应龙麝香痔疮膏

马应龙麝香痔疮膏由麝香、人工牛黄、珍珠、炉甘石（煅）、硼砂、冰片、琥珀组成。方中麝香通窍、活络、活血散结、消肿止痛；冰片清热、消肿、止痛；珍珠生肌、解毒；牛黄清热解毒；琥珀活血化瘀；炉甘石收敛、生肌、杀菌。诸药合用清热解毒、去腐生肌。该药为油膏，所含的凡士林、羊毛脂可避免换药时创面出血，减轻疼痛。

（4）生肌散

主要由寒水石、滑石、密陀僧、海螵蛸、淀粉、枯矾等组成。功能主治为敛疮长肉。

（5）如意金黄散

主要由姜黄、大黄、黄柏、苍术、厚朴、陈皮、甘草、生天南星、白芷、天花粉等组成。具有消肿止痛的功效。现代药理研究显示，可抑菌、抗感染、镇痛、解痉，有减轻局部疼痛、水肿、渗出物过多和继发性感染等作用。

（6）珍珠散

主要由石决明（煅）、龙骨（煅）、白石脂（煅）、石膏（煅）、珍珠、麝香、冰片等组成。其功能主治为祛腐生肌，收湿敛疮。用于痈疡溃烂，流脓溢水，新肉不久，久不收口。现代药理研究显示，珍珠粉含有人体所需的17种氨基酸（其中甘氨酸、甲硫氨酸可促进新陈代谢）。具有抗感染、止痛作用，对治疗创面久溃不愈、水火烫伤具有明显的疗效。

中药制剂外用治疗压疮具有较好疗效，且方法简单、经济实惠，很多中医院都有自己的特色中药制剂，在临床中应用有一定优势，具体可至专科就诊。

6. 治疗压疮的外用中药还有哪些

中药外用治疗压疮时以行气活血、消肿止痛、散瘀通络、敛疮生肌等为治则,从虚实辨证、标本兼治等着手促进疮面的愈合。临床常用的中药材有龙血竭、黄连、黄芩、黄柏、乌贼骨、冰片、珍珠、红花、白芷、紫珠、地榆等,用法有涂搽、湿敷、熏洗、敷贴等多种形式。

（1）龙血竭

《本草纲目》中称之为活血圣药,性温、平,含有黄酮类、皂苷类、酚类、多糖、挥发油等多种物质,具有活血化瘀、改善疮面微循环、调整机体新陈代谢的作用,可促进疮面生肌敛疮,缩短组织的愈合时间。

（2）黄连

在乙醇中可以析出一种氨基糖苷类抗生素小檗碱,可以抑制和杀灭多种革兰阴性菌以及厌氧菌等,能有效控制疮面的感染。

（3）乌贼骨

含有谷氨酸、蛋氨酸、天门冬氨酸等17种氨基酸,具有收敛止血、减少渗出、促进伤口愈合等功能。

（4）冰片

含有丰富的异龙脑,能通经络,可以促进药物的透皮吸收,具有清热止痛、抗感染、抗菌等作用。

（5）珍珠粉

主要的化学成分为碳酸钙,另含20多种氨基酸和铜、锌等30多种微量元素,治疗压疮是因其收敛生肌的功效。

（6）红花

主要成分之一红花甙具有明显的扩血管作用,可以抑制血小板聚集、改善微循环。

（7）白芷

主要的化学成分有欧前胡素、异欧前胡素、佛手柑内酯、珊瑚菜素、氧化前胡素等香豆素和挥发油,因其具有舒张动脉血管、加速疮面血液流动、消炎止痛以及除湿等作用,在治疗压疮时能保持疮面干燥,有效促进疮面肉芽组织的生长。

（8）紫珠

性凉，含黄酮类、萜类、脂肪酸、氨基酸、甾醇等物质，具有收敛止血、止痛、抑菌、抗感染、抗病毒、抗脂质过氧化等作用。一方面能促进细胞蛋白质的合成与释放，提高细胞的代谢功能，加快疮面的愈合，另一方面能抑制成纤维细胞的生长，减少瘢痕的形成。

治疗压疮的中药虽然品种繁多，但具体可分为两类，一类是在药厂制作并通过国家中医药局检测的成药；二类是由多种中药材经煎熬、浸泡、过滤等程序自制的配方药，如雄黄碘伏、珍冰散等。请在医生的指导下使用。

7. 吃中药可以治疗压疮吗

中医认为，人是一个整体，压疮虽然发生于体表局部皮肉筋骨，但在治疗时还应调节五脏六腑气血，从整体调节。内服中药能益气补血，达到固本的作用，使机体能处于一个相对平衡的状态，从而有利于疮面的康复。通过中药煎剂的内服，能充分调整人体的阴阳平衡，提高患者的自身修复能力，从而能缩短压疮的病程、提高疗效。具体请至专科就诊。

8. 长皮膏是"何方神圣"

"长（zhǎng）皮膏"不仅名字听起来有点奇特，它的来历也是很有传奇色彩的。很多年前，它的创始人毛文贤教授听云南回沪知青介绍说大象受伤后能很快自愈，当时就想这是为什么呢？在查阅大量古方并不断尝试改良后，最终以大象皮粉为主，配制成了"长皮膏"。长皮膏中的一些原料现在已经很难得到，但在对口药厂的大力支持下，上海交通大学医学院附属第九人民医院"长皮膏"不但价格依然合理，更成为上海交通大学医学院附属第九人民医院独一无二的宝贝之一，治疗各种急、慢性创面，"神奇"的疗效盛名远播。

9. 长皮膏的适应证有哪些

难愈合性创面,如压疮、糖尿病足溃疡、血管性溃疡等;术后创面不愈,如乳腺癌术后可能出现手术后皮瓣坏死、皮下潜行空腔;放疗后皮肤局部损伤,化疗静脉注射后渗漏损伤等。

10. 长皮膏1号和长皮膏2号的区别是什么

冰石长皮膏(红)、紫归长皮膏(黑),为了称呼方便,简称为1号、2号,且广为流传。两者在功效、使用方法、组成上有共同点:都可以促进创面愈合,都是涂在纱布上使用,都含有生肌类成分。但是在功效侧重点上不尽同:1号偏重于上皮爬行,2号侧重肉芽生长。但是临床上互通有无,常常变化使用,请遵医嘱用药。

11. 长皮膏一用就好吗?

伤口不同阶段,不同人群,有众多促进创面修复的方法和药物,长皮膏只是其中之一。大部分来就诊的患者,其伤口都是较为疑难的慢性伤口,往往需要内外合治等,并非长皮膏一用到底。请在医生指导下使用。

12. 中医怎么为压疮分期

与西医目前普遍运用的压疮6个临床分期不同,中医对压疮的分型包括按病程进展分期和症候分类。中医将压疮分为3期,分别为气滞血瘀期、蕴毒腐溃期和收口期。分期不仅表现出压疮的临床表现和病程进展,还与压疮的预防和治疗有密切联系。气滞血瘀期见于压疮早期,主要是气血运行失畅,因此解除压疮局部的受压,同时给予全身和局部的营养、穴位刺激或灸法,辅以汤药,恢复和促进气血运行,理气活血,疏通经络,是本期的主要治疗方法。压疮处于蕴毒腐溃期时开始出现皮肤的溃疡和分泌物,甚至伤及筋骨,包涵西医中的2期、3期、4期和不可分期,以及部分可疑深部组织损伤期。本期的主要治疗方法是托毒外出、去腐生肌。收口期则指压疮的缓解愈合期，压疮创面逐渐缩小愈合。而根据压疮的症候辨证，常见的主要分为气滞血瘀证、蕴毒腐溃证和气血两虚证。前两个症候的治疗如前，气血两虚证除了托毒生肌外，更重要的是需要补足正气，补益气血。

13. 压疮伤口基底呈粉红色，中医怎么处理

中医讲究辨证施治，认为压疮在此阶段总的治疗原则是补益气血、和营托毒，采用中药油膏剂，具有收湿敛疮、清热解毒、消肿生肌、止血的效果，既具有理想的敷料标准，又能有效保护创面，促进组织正常生长，加速创面愈合。推荐其中一种简单可行的外治验方。复方紫草油，配方为紫草 100 g，芝麻油 1 000 ml。制法：紫草放入油内浸泡 1 天后，文火加热至沸，不断翻拌，沸后半小时，再用纱布滤过存油。用法：用生理盐水棉球擦洗创面，敷以紫草油，每日换药 1 次，直至创面完全结痂。也可至中医外科就诊，使用特色中药油膏制剂外敷，此类药物大多具有祛瘀生肌的功效，并且能够保持创面一定湿润度，起到与湿性愈合理论相符的作用，并能够改善局部气血循环，预防压疮再次发生。常用的中药药膏包括白玉膏、冰石长皮软膏等。具体使用方法：①清洗创面。②将中药软膏均匀涂抹在无菌纱布上，外敷创面。③每日换药一次，直至创面收敛。用于 2 期压疮有较好疗效。

14. 压疮伤口基底呈黄色，中医怎么处理

中医辨证认为 3 期压疮的病机多属肢体痿软日久，四肢废用，肌肉不丰，加之久病本虚，导致肺、脾、肾三者皆虚。肺气虚则气不宣，不能外合皮毛，肌表毛皮得不到营养而易感毒邪发为压疮。脾气虚则脾失健运，不能运化水湿。肾气虚主水功能失司，造成水湿泛溢肌肤，形成水肿。湿郁化热、日久化火，肌肤失其濡养，阳气不运，阴气阻遏加之长期骶尾负重，血运不畅，感受毒邪发生压疮，如创面溃烂日久，邪毒蕴络导致血败肉腐，所以治疗强调内外合治。外治用药多属消炎消肿、活血化瘀、祛腐生肌，以膏剂为主，有红油膏、紫归长皮软膏，生肌膏等。

15. 压疮形成焦痂,中医怎么处理

对于这一时期的压疮,主要采用中医外治、内服的治疗手段,中西医结合、整体治疗配合局部用药,可以达到更好的疗效。

内治以中药汤剂为主,临床有研究者将此期压疮的前后转归归为4型:热毒壅盛型、瘀血阻滞型、湿热浸淫型、血败肉腐型,根据辨证论治服用中药。外治方面,运用紫归长皮膏软化黑痂,当压疮出现焦痂与周围组织分离,渗出增加至中到大量,焦痂下有明显的波动感时,保守性锐器清创,分次清除坏死或失活组织,以不引起疼痛和出血为目标。一旦压疮出现焦痂,请至专科就诊。

16. 中医护理压疮包括哪些内容

中医学认为,压疮的病机为气血亏虚,气滞血瘀,经络受阻,肌肤失养。治则为行气活血,散瘀通络,祛湿解毒,祛腐生肌。中医护理对于压疮的治疗有其独特的临床优势。

(1)情志护理

中医十分重视情志对疾病的影响。压疮患者多数肢体活动障碍,长期卧床,生活不能自理,给家庭带来较大负担,容易出现情绪低落、悲观失望心理。护理人员应在中医情志理论的指导下,通过护理干预,调动患者的主观能动性,减轻或消除不良情绪对疾病的影响,增强患者战胜疾病的信心。

(2)饮食护理

压疮患者常伴有全身营养不良、低蛋白血症等。鼓励患者食高蛋白、高热量、高维生素饮食,增强机体抵抗力,促进压疮创面愈合。有报道称,取三七(田七)15 g,黄芪30 g,乌鸡250 g,水500 ml,文火隔水炖2小时,调味。每日早晚各1次,每次250 ml,饮汤吃鸡,对于气滞血瘀型压疮提供良好的营养支持。"药食同源",中医食疗博大精深,具有广泛的群众基础,可以咨询专科护士进行中医饮食调护。

（3）生活起居护理

要保持室内整洁，空气新鲜流通，温湿度适宜。保持患者皮肤清洁，出汗及大小便后及时清理，避免污染疮面及周围皮肤。患者衣着宽松舒适、厚薄适宜，床铺整洁、干燥、无皱褶，可能减少异物刺激。鼓励和帮助患者经常更换卧位，掌握翻身技巧，避免拖、拽、扯、拉等动作。合理使用翻身垫、气垫床，避免局部长期受压。定时观察记录周身皮肤及压疮局部情况，做好交接班。

（4）压疮局部护理

根据压疮发生的原因、部位、疮面大小、临床分期有针对性进行疮面护理。

应用中医辨证施护、整体护理的理念，对压疮患者进行起居护理、饮食护理、情志护理、局部护理等多种护理手段共同参与，可以较好地改善压疮患者和压疮高危患者的医疗质量和生存质量。再配合中医护理技术中的针灸、推拿、按摩、药物熏洗等，压疮的预防和治疗不仅能收到更好的效果，而且凸显中医护理的优势。

17. 压疮患者要忌口吗

俗话说病从口入，所以人们在生病后会从饮食方面来查找原因和调治疾病，即开始食补配合忌口，一定程度上是有道理的，但是万事皆有度有法，忌口也一样，过分严格的忌口不免矫枉过正。很多压疮患者家属会问，压疮要忌口吗？什么东西不能吃？

能不能吃海鲜，这恐怕是医生被问得最多的一个饮食问题。很多家属认为，"不宜进食海鲜，海鲜有发物作用。"此说纯系无稽之谈，毫无科学依据。海产品蛋白质含量较高，对于人体来说是"异体蛋白质"，一些过敏体质的人肠黏膜毛细学管通透性较高，或者对海产品蛋白质消化不够彻底，使这些异体蛋白质直接吸收，引发过敏反应，发生皮肤瘙痒等症状，但这并不会引起压疮伤口的加重，事实上，海鲜所含的丰富的蛋白质，某种程度上有助于创面修复。

因此，对于压疮患者，不强调忌口，但更强调营养。良好的营养可促进压疮愈合，压疮患者由于长期卧床导致食欲不振，消化及吸收能力降低，营养等负氮平衡，严重影响压疮的愈合，导致愈合不良，加强营养至关重要。饮食原则是进食易消化的、可口的高蛋白、高维生素、高热量食物，适量补充脂肪，足量补充碳水化合物。可少量多餐，以促进压疮创面组织生长愈合。

中医药治疗压疮具有疗效确切，安全性高、治疗费用低廉等优势，易于被患者接受。尤其是中药外治法因药物来源广泛、操作较为简单，更适宜临床推广应用。但仍具有一定局限性，如缺乏专病专方、药材难以规范消毒、自制中成药质量和有效成分含量难以控制、部分外用中药使用前需与其他液态材料混合配制及中药外敷后还需以其他辅料包扎等，这些问题都制约了中药治疗压疮的临床应用。因此，进一步筛选有效的中药和组方、改良外用中药剂型、规范制剂生产工艺、制定质量控制标准。临床上可以选用不同方法或综合运用多种方法进行压疮的防治，加以中医整体护理，以达到减轻患者痛苦，促进患者早日康复的目的。

第八章
其他常见问题

1. 儿童会得压疮吗

提起压疮,我们总会认为压疮是"老年人"的标签,很少听说儿童患压疮。对于儿童压疮发生率文献报道结果不一,有资料表明儿科患者中压疮发生率为0.47%～13.10%,危重度高的新生儿监护病房(neonatal intensive care unit, NICU)和儿科监护病房(pediatric intensive care unit, PICU)中患儿的压疮发生率可高达19%和26%。儿童压疮可产生多种严重后果,如感染、骨髓炎、身体畸形、瘢痕性秃发等,甚至增加危重患儿的死亡率。因此,近年来儿童压疮问题渐受重视,成了儿科护理的研究热点之一(图8-1)。

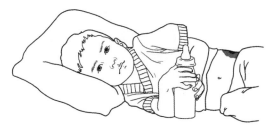

图8-1 儿童压疮

2. 儿童压疮的危险因素有哪些

导致儿童压疮的特有危险因素包括高危人群,如PICU、内科、骨科、

NICU患者；机械性因素如石膏、骨科器械、经鼻气管内插管引起儿童压疮；因儿童的认知能力、感觉能力和表达能力较成人低，对压迫、摩擦、浸渍等有害因素的反应和识别能力和自我保护能力低，如缺乏细致周密的观察和护理，极易发生压疮。

3. 儿童压疮有哪些护理措施

医务人员根据患者情况，运用证据指导实践制订最佳护理计划。

（1）卧位的护理

定时翻身是缓解局部受压的主要措施，也是压疮最有效和最常用的护理措施；对患者建立床头翻身卡，每2小时翻身1次，以改变身体受压点；翻身时，尽量采取水平体位。在病情允许的情况下，两膝之间垫软枕防骨突受压，每2小时移开软枕并原位按摩，对已发红的局部组织禁止按摩，局部红肿垫凉液垫，以降低皮温减少局部充血。侧卧位时保持患者与床铺呈30°，背部垫软枕，以分散部分压力。坐位压疮患者使用软枕，并限制床头抬高。

（2）降低剪切力和摩擦力

保持床面平整清洁干燥，移动患儿时动作轻柔、在压疮好发部位使用润肤剂或透明敷贴等。

（3）创面护理

通过皮肤损伤危险的评估和记录压疮位置、大小并描述伤口情况为创面护理方案提供依据；创面护理以清洁创面、清除坏死组织和预防感染为主；根据湿性愈合理论选择敷料促进创面的愈合。

（4）患儿心理干预

因儿童对疼痛的耐受性及对治疗的依从性差，在创面护理中需进行心理干预，鼓励家属陪伴和积极参与自我护理提高以患儿对治疗的依从性，保护和维持患儿心理的稳定。

（5）压疮知识教育

对医务人员、患者及其家属进行压疮知识教育，为患儿及家属提供创面评估和护理相关知识,并鼓励参与创面护理方案制订。

（6）营养支持

根据患者的营养状况针对性给予高蛋白、足热量、高维生素营养,适当补充硫酸锌等矿物质膳食,以增加机体抵抗力和促进创面愈合;对4期压疮难以愈合者,静脉输注复方氨基酸;低蛋白血症患者静脉输入血浆和人血清蛋白,不能进食者采用全胃肠外营养治疗,以改善患儿的营养状态,增强机体免疫能力。

4. 如何预防儿童压疮

家庭护理对预防儿童压疮具有重要意义,建议的家庭护理措施包括:

（1）家长应每日观察患儿全身有无水疱、创面和抓痕。

（2）对于能够自主活动的患儿,家长应着重检查和保护其足跟与脚趾的皮肤完整性,教育患儿避免赤足走路或穿露脚趾的拖鞋。

（3）坐轮椅的患儿每小时自我撑起运动,家长应经常检查轮椅坐垫的舒适和清洁等。

（4）特别要注意婴幼儿头部留置针肝素帽对头皮的压力,在固定留置针的时候要松紧适宜,避免胶布过度的粘贴压迫留置针。

（5）上呼吸机的患儿除了要避免长期的侧卧位对耳朵的压迫,同时应避免医疗设备如管道、导线长时间压迫骨突部位的软组织造成额部、面部等损伤。

（6）要做到及时的查看患儿有无大小便,及时更换尿不湿,保持皮肤的清洁与干燥,避免潮湿、摩擦及排泄物的刺激,保持床面清洁、平整。

（7）保证患儿全身的营养支持,有利于提高皮肤的屏障功能,预防压疮的发生。

（8）适时选择动态的或者静态的减压设施。水枕对预防儿童头部压疮也有良好作用。对已经出现的红臀,以氧气吹拂红臀面,利用纯氧抑制局部厌氧菌生长,提高局部组织中氧气的供应,改善组织代谢,及时改善红臀,预防压疮。

5. 什么是手术压疮

　　手术压疮的定义虽未统一,但引用较多的是指患者在术中受压部位于术后几小时至6日内发生的组织损伤,其中以术后1～3日最多见。由于手术患者在手术过程中受到各种特异性因素限制,无法缓解局部组织压力,导致手术患者成为院内压疮的高危人群。有报道,手术患者的压疮发生率高达4.7%～66%。国内的研究显示,23%的院内压疮与手术有关。手术压疮发生率是评价手术室护理质量的重要指标,是手术室护理人员高度关注的一大护理问题。

6. 为什么会发生手术压疮

　　手术中压疮的发生与体位关系密切,任何手术体位都有可能带来与手术体位相关的危险性或并发症,手术时间越长,危险性越大。不同的手术要求特定的手术体位,如侧卧位时使用的骨盆固定器会压迫卧侧的髋骨,头低脚高位时使用的肩托固定器会压迫肩骨,俯卧位时使用的头托会压迫前额及眼眶等。由于手术体位的被动性,且术中难以进行护理干预,容易出现不可避免的急性压疮。体温每升高1℃,组织代谢需要量增加10%。当组织持续受压产生缺血、缺氧和营养物质供应不足,合并体温升高引起的高代谢需求,可大大增加压疮形成的易感性。术中患者身体暴露,输注低温液体、库存血或大量冲洗液冲洗体腔等各种原因引起患者术中低温,导致末梢循环功能减退,血流减慢,受压局部血供减少,也易引起局部组织缺血低氧,增加手术压疮的发生危险。气管内全身麻醉的患者,由于药物的作用,全身肌肉松弛,患者处于完全被动状态,肌肉和血管失去神经支配后舒缩功能丧失,局部组织循环障碍,加重皮肤组织缺氧,物质交换障碍导致很多无氧代谢产物不能及时排泄,易形成压疮。感觉受损和移动度下降是全身麻醉患者发生压疮的主要原因。有研究认为，脊髓损伤的手术、神经血管外科疾病手术及较长时间俯卧位的手术患者，是手术压疮发生的高危人群。另外，肝移植手术由于术中需阻断门静脉、下腔静脉和肝动脉，使回心血量减50%～60%，导致下腔静脉回流受阻，胃肠道、下肢、肾脏淤血，也易发生压疮。手术对于每一位患者来说都是强烈的应急源。应急状态下激素大量释放，中枢神经系统和神经内分泌传导系统紊乱，伴胰岛素抵抗和糖脂代谢紊乱，内稳态遭破坏，组织的抗压能力降低，极易引起急性压疮。

7. 如何预防手术压疮

手术压疮的防护不能仅靠手术室单一科室的术中护理，而是需要相关科室围术期的协同干预。

（1）提高术前访视质量

对有压疮风险的患者提供个性化的护理，必要时在压疮好发部位贴上保护性敷贴，以缓解局部压力。

（2）合理使用手术护理器具

根据手术性质及预估时间选择适当的手术床，选择适宜的手术床垫，尽量避免使用约束带。麻醉患者可选用合适的体位垫，以增加舒适度和手术安全性。质量好的海绵垫能够承受100 kg最大重量，具有透气性好、吸水性强的特点，是手术时首选的体位垫。

（3）改良护理材料，提高局部防压效果

如应用泡沫敷料联合压疮垫或者在颧骨及前额贴抗压水胶体敷料预防脊柱手术急性获得性压疮。

（4）加强术中观察与护理

及时发现压疮的危险因素，如骨隆突处的长时间受压、皮肤温湿度、循环灌注不足、术中低体温、加温毯的使用等。

（5）重视术后观察与护理

8. 骨科患者为什么易发生压疮

骨科患者由于创伤、手术、牵引等原因，65%～75%需要较长时间的卧床休息，因此是压疮发生的高危人群。

（1）局部组织长时间受压

健康人卧床时能够通过神经系统的反馈机制及时变换体位，避免局部组织长时间受压，压力缓解后，受压血管扩张，重新恢复血供，骨科患者因创伤、疼痛、活动障碍等因素不能及时变换体位，导致部分组织特别是骨隆突处长时间受压，出现局部组织血液循环障碍，组织缺血、缺氧、变性坏死，形成压疮，这是压疮形成的最主要因素。相关研究表明，当小动脉灌注压在45～50 mmHg并持续足够长时间后就会引起组织损伤，从而诱发压疮。组织承受70 mmHg高压持续2小时以上即可出现不可逆缺血性改变，从而导致组织坏死，形成压疮。

（2）皮肤损伤

许多骨科患者需要长时间卧床，不利于进行皮肤的清洁，皮肤长时间受到汗液、创伤及手术后渗出物的刺激，易形成皮肤损害。持续皮牵引、骨牵引患者的皮肤会在床上被动移动，皮肤受剪切力和摩擦力的影响发生损伤，皮肤损伤后局部抵抗力降低，出现继发性细菌感染，导致压疮形成。

（3）营养不良

长时间卧床患者胃肠蠕动减慢、食欲缺乏、进食减少，同时创伤及手术的刺激会改变体内激素水平，导致代谢和消耗增加，蛋白质的合成减少，分解增加，出现负氮平衡、营养不良，皮肤弹性降低，抵抗力减弱，容易出现压疮。对于脊髓损伤截瘫患者，肌肉失去神经的营养作用，出现肌肉萎缩，软组织的抗压力明显减弱，也是诱发压疮的重要因素。

9. 骨科压疮常见于哪些部位

骨科患者因创伤、疼痛、活动障碍等因素不能及时变换体位，导致部分组织特别是骨隆突处长时间受压,出现局部组织血液循环障碍,组织缺血、缺氧、变性坏死,形成压疮,常见于以下部位。

（1）骶尾部压疮

骶尾部压疮位列骨科压疮首位。骨科患者如脊髓损伤,胸腰椎骨折,下肢牵引固定及手术后患者,多需卧硬板床休息。骶尾部成为患者身体主要的支撑点,易发生压疮。

（2）足跟部压疮

足跟压疮多由牵引石膏固定所致,体质瘦弱,营养不良,合并糖尿病等患者是好发人群。足跟部处是肢体的远端,血循环不良,肌肉脂肪附着少,若加之牵引固定则极易引发压疮。皮肤牵引时小腿上皮套因牵引锤的牵拉,使皮套下滑,牵引重力集结作用在足跟,造成足跟直接受压;骨牵引患者的患足会不自觉呈外旋下垂状,足跟承受患足重力卡压在帆布垫上;下肢石膏固定患者则由于石膏直接卡压足跟,石膏包裹患肢,造成血液回流障碍,导致足跟部压疮发生。

（3）其他部位压疮

枕领带持续牵引易致下颌部发生压疮;骨牵引患者大腿根部两侧由于不正确的体位易卡压在勃朗架上;皮肤牵引带在膝部两侧的锁扣易卡压膝部两侧;锁骨固定带的锁扣及铁环易卡压肩背部,这些均会造成不同程度的损伤性压疮,在骨科压疮护理中不容忽视。

10. 骨科压疮如何预防

压疮病因明确,有效果明显的预防和治疗方法,临床工作中通过建立骨科患者压疮护理质量控制系统,可以控制压疮的发生,降低已发生压疮的严重程度,提高患者满意度,缩短住院时间。

（1）科学评估发生压疮的风险

采用Braden评估量表和Waterlow评分表来评估患者发生压疮的风险。除了依据上述方法来评估风险外,还要结合临床具体情况,如骨折部位、年龄、支具使用时间等因素采取个性化的预防措施。

（2）定期变换体位

针对压疮形成的主要因素即局部组织长时间受压，1～2小时帮助患者翻身1次，避免某一部位持续受压，翻身过程中避免拖、拉、推的动作以防止皮肤损伤。翻身时采用左或右斜30°轴线翻身，用三角垫置于整个背部，并用枕头或水垫将膝盖、内踝等骨突处分开，避免直接接触，这种翻身与传统的90°轴线翻身相比，可以避免股骨大转子、股骨粗隆及外踝过度受压。

（3）使用电动气垫床及局部软垫

对于脊髓损伤、骨盆骨折等需要严格卧床、翻身困难的患者，入院时即开始使用电动气垫床。电动气垫床通过规律的交替充气不断改变患者的受压部位，缩短局部受压时间，防止局部血液循环障碍。使用气垫床的过程中要随时检查床垫各部位交替充气情况，如存在局部交替充气效果差的情况，要及时更换气垫床，预防压疮的发生。对于下肢骨折固定、牵引的患者，在受压部位如足跟的周围垫上软垫，防止骨隆突处长时间受压。

（4）保持皮肤清洁

为了及时清除皮肤处的汗液、尿液及渗出物等污物，每日给患者进行温水擦浴1～2次，按时换药，保持床单位的整洁、干燥，大小便失禁患者的衣物和被单一旦污染要及时更换。除了常规的擦浴外，还可以使用新型材料来保持皮肤清洁。

（5）适当按摩

过去的经验认为，对卧床患者受压部位进行定期按摩可以促进局部血液循环，防止压疮的发生。新近的研究表明，按摩对于压疮的预防起不到作用，反而会促进压疮的形成，理由是正常组织受压变红是保护性反应，压力去除后30～40分钟皮肤恢复正常颜色，如果皮肤持续发红，则表明软组织已经出现损伤，按摩会加重损伤。但是对于卧床患者，按摩可以起到缓解不适,促进局部血液循环,防止静脉血栓形成的作用。

（6）营养支持

骨科患者卧床时间长,胃肠功能受抑制,易出现营养不良,因此饮食要以易消化、高蛋白、富含维生素及膳食纤维的食物,对于低蛋白血症及贫血的患者,可以输入白蛋白、复方氨基酸、全血、血浆以改善营养状况,提高机体抵抗力,预防压疮。

（7）个性化防治措施

骨科患者病情不一,除了采取常规的防治压疮方法外,要采取个性化的预防措施。如对四肢骨折使用小夹板固定的患者,要定时观察患肢肿胀情况,根据具体情况及时调整小夹板的松紧度,小夹板和皮肤接触的部位要加垫进行保护,病情允许时,可适度变换小夹板位置,防止局部长时间受压形成压疮。对于使用石膏进行固定的患者,要能够定期观察受压部位的情况,特别是内外踝、足跟等骨隆突处的受压情况,在受压部位适度增加棉垫,及时矫正过紧的石膏,还可以采用变换体位,改变受压部位的方法预防压疮的发生。对于脊髓损伤截瘫患者,因其感觉、运动障碍,发生压疮的风险高,要采用综合措施进行预防,如使用电动气垫床、按时翻身、增加营养等。

11. 骨科压疮如何护理

骨科压疮一旦形成,需根据压疮的不同分期进行护理。

（1）1期压疮的护理

1期压疮受压组织出现红、肿、热、痛的炎症表现,此期不要采用按摩的方法,因按摩会加重局部软组织的损伤,应采用充气床垫、增加翻身次数、受压部位周围垫软枕减轻局部压力。病变处可用0.5%～1.0%的碘酊进行消毒,以利于组织修复。

（2）2期压疮的护理

2期压疮受压组织血液循环持续受阻,局部呈现紫红色,皮下出现硬结,皮肤表面出现水疱,此期应以防止感染,避免局部组织进一步受压为主。对于皮肤表面的小水疱使用厚层滑石粉包扎,以减少摩擦,促进其自行吸收,大水疱可用注射器将水疱内的液体抽净,表面涂以2%的碘酒或红外线照射15分钟/次,保持创面清洁干燥。

（3）3期和4期压疮的护理

3期和4期压疮局部组织破溃、有脓性渗出、创面深者可达骨质,治疗方面应彻底清除脓性渗出及坏死组织,直至露出新鲜创面为止,用0.9%氯化钠注射液冲洗创面,不用表面消毒剂如聚烯酮碘和过氧化氢冲洗创面,因这些表面消毒剂都具有细胞毒性作用,不利于肉芽组织生长。对于感染创面,可做细菌培养和药敏试验,根据结果局部使用敏感抗生素以控制感染。

12. 什么是失禁性皮炎

失禁相关性皮炎(incpntinence-associated dermatitis, IAD)是潮湿相关性皮肤损伤(moisture-associated skin damage, MASD)的一种,是由于皮肤暴露于大小便中而引起的一种刺激性皮炎(图8-2)。IAD主要发生于会阴部、骶尾部、臀部、腹股沟、男性的阴囊、女性的阴唇、大腿内侧及后部。其主要表现为红斑、红疹、浸渍、糜烂甚至皮肤的剥脱,伴或不伴有感染,且增加患者发生压疮和导管相关尿路感染的风险。失禁性皮炎常分为轻、中、重度。

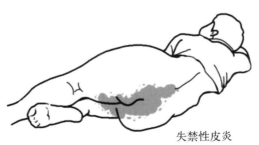

失禁性皮炎

图8-2　失禁性皮炎

轻度：主要表现为暴露在大小便周围的皮肤潮湿，但局部皮肤完整且无水疱；颜色发红或粉色，边界不规则，触诊皮温升高，有针刺感与烧灼感且疼痛明显。

中度：受到大小便刺激的局部皮肤通红，且发亮；深色部位有发黄、发白、发紫现象；散在点状出血、水疱、脱皮，疼痛明显。

重度：受刺激的局部皮肤出现明显皮层缺损现象，呈红色伴有出血、渗液现象。

13. 失禁性皮炎的发病原因是什么

导致IAD的原因为大小便失禁。正常皮肤呈酸性，这一特点使皮肤的屏障功能达到最佳。当患者出现大小便失禁时，尿液中的尿氨、粪便中的酶长期接触皮肤，会使皮肤的pH增加，而频繁清洗摩擦皮肤会导致皮肤出现破损。化学与物理的共同刺激导致皮肤屏障功能下降，细菌定植风险增加，细菌进一步繁殖则造成皮肤感染，从而出现IAD。IAD是自外向内的皮肤损伤。

14. 如何预防失禁性皮炎

IAD的预防措施包括两大方面：一是收集大小便，减少皮肤与尿液和（或）粪便的接触时间；二是实施结构化皮肤护理方案，清洗、保护与隔离皮肤，帮助皮肤恢复屏障功能。

（1）避免皮肤长期接触刺激物，保持皮肤清洁干爽

发生IAD的原因是皮肤长期或者反复暴露于尿液和（或）粪便中，要降低IAD的发生率，就要减少或者避免皮肤长时间接触刺激物。有研究者对腹泻患者肛周应用造口袋进行保护，发现此法能有效地收集粪便，控制臭味，避免粪水对皮肤的刺激，预防IAD的发生。

（2）皮肤的清洁

清洁方法有擦洗或喷雾洗等，动作要轻柔，不要用力去摩擦。清洗液

最好无香味、无刺激性,且接近皮肤的pH(5.4～5.9),尽可能选择无须清洗的清洁剂。也可选用清水作为清洗液。清洗用品可采用一次性清洗布或一次性医用无纺布。干燥方法主要为擦拭、轻拍或自然蒸发。

（3）皮肤的保湿

滋润皮肤是为了修复和增强皮肤的水分屏障,保持和增加皮肤的含水量,减少经表皮失水率。失禁性皮炎患者大部分皮肤处于潮湿的环境中,因此润肤剂可能要比保湿剂更加有用。对于干燥、粗糙的皮肤,最佳管理方法是使用含有润肤、保湿功能的高级保湿剂,如甘油、丙二醇、尿素、山梨糖醇等。过度水合的皮肤应当选择能软化皮肤的封闭性的润肤剂,如脂肪酸、胆固醇等。

（4）使用皮肤保护剂

皮肤保护剂是用来隔断和保护皮肤远离过度潮湿、尿液和粪便的产品,皮肤保护既要有水合作用也要透气,以保证长时间的使用不会引起皮肤的浸渍。目前临床常用的皮肤保护剂有油剂、膏剂、粉剂及保护膜等。

15. 目前常用的皮肤保护剂有哪些

目前临床上用于治疗失禁性皮炎的皮肤保护剂有油剂、粉剂、膏剂、透明膜超敏辅料类、无痛皮肤保护膜类等六大类。

（1）油剂类皮肤保护剂含有的营养成分可增加皮肤的营养和抵抗力,并且局部涂后可即刻形成一层保护膜,如赛肤润、山茶油、黄芩油、紫草油等。

（2）膏剂的黏着性有利于药物作用的持久,外用能在皮肤表面形成一层保护膜,如凡士林、氢氧化锌、烫伤膏、柔酸软膏、红霉素软膏等。

（3）造口粉能缓解皮肤红肿和溃烂,并能加速创面的愈合。

（4）透明超薄辅料类具有高潮气通透率,使水蒸气能更快穿透薄膜,不透细菌,可防止外界细菌侵袭;且防水性能好,可有效隔绝大小便对肛周皮肤的浸渍。

（5）无痛保护膜主要应用于皮肤褶皱处。皮肤褶皱清洗干净后将保护膜均匀涂喷，待保护膜彻底干燥后恢复体态正常位置。每次清洁皮肤后，要观察保护膜是否已被擦除，根据需要再次涂喷保护膜。值得注意的是需要避免保护膜与其他乳霜、乳液或油药膏等同时使用。

有学者对IAD预防方法的有效性进行系统评价系统评价，认为目前国内外预防失禁性皮炎发生的效果较好的皮肤保护剂为鞣酸软膏、山茶油、松花粉、造口护肤粉、超薄敷料、凡士林、氧化锌、3M无痛皮肤保护膜、二甲硅油，它们可以单独或者联合使用。对于各种皮肤保护剂的优缺点、使用方法和选择依据尚需更多的研究。

16. 压疮管理现状如何

所有的健康管理机构（如护理院、医院等）、医院的所有科室（如重症监护病房等患者病情较重科室）都存在压疮，压疮发生率可达10%以上，国外以老年人为主的护理机构内压疮发生率可高达30%。在我国，压疮的管理已经得到一定的重视。国家已经将压疮监测纳入医疗机构评价体系中，各医疗机构的全体医护人员在工作中按照要求改进工作，根据患者个体差异给予特异性预防与治疗，提高压疮管理水平。一方面，利用信息手段建立压疮预警管理系统。建立压疮高风险患者的预警评估系统。对评估结果属于高风险的患者，系统自动根据患者特点给出相应的压疮预防护理措施，以提示护士进行预见性护理。另一方面，利用专科护理发展提高压疮防治水平。此外，跨学科合作、小组式团队管理模式在我国压疮管理中逐渐开展。

附 录
食物交换份法的配餐知识

    根据所含类似营养素的量,把常用食物归为四类: ① 含碳水化合物为主的谷薯类食物。② 含维生素、矿物质和膳食纤维为主的蔬菜、水果类。③ 含优质蛋白质为主的肉、鱼、乳、蛋、豆及豆制品类。④ 含热量为主的油脂、纯糖和坚果类食物。

    各类食品、每一个食物交换份中所含三大产能营养素的量,详见表1。

表1 食品交换表

组 别	类 别	每份重量(g)	热量(kcal)	蛋白质(g)	脂肪(g)	碳水化合物(g)	主要营养素
谷薯组	1. 谷薯类	25	90	2.0	—	20.0	碳水化合物 膳食纤维
菜果组	2. 蔬菜类	500	90	5.0	—	17.0	无机盐
	3. 水果类	200	90	1.0	—	21.0	维生素 膳食纤维
肉蛋组	4. 大豆类	25	90	9.0	4.0	4.0	
	5. 奶类	160	90	5.0	5.0	6.0	蛋白质
	6. 肉蛋类	50	90	9.0	6.0	—	
油脂组	7. 硬果类	16	90	4.0	7.0	2.0	脂肪
	8. 油脂类	10	90	—	10.0		

注: 1. 食品交换份分为四大类(八小类),表中列出了有关名称和三大产能营养素。2. 90 kcal 约合376 kJ。3. 资料来源于北京协和医院。

表2　等值谷类食品交换表

食　　品	重量(g)	食　　品	重量(g)
大米、小米	25	绿豆、红豆、芸豆、干豌豆	25
糯米	25	干粉条、干莲子	25
薏米	25	油条、油饼(熟的)	25
高粱米	25	苏打饼干(熟的)	25
玉米楂、玉米面	25	烧饼、烙饼(熟的)	35
面粉、米粉	25	馒头、窝头(熟的)	35
混合面	25	咸面包(熟的)	35
燕麦面、莜麦面	25	生面条、魔芋面条	35
荞麦面、苦荞面	25	马铃薯(土豆)	100
各种挂面、龙须面	25	湿粉皮	150
通心粉	25	鲜玉米(1个中等玉米棒)	200

注：每份谷薯类食品提供蛋白质2 g，碳水化合物20 g，热量376 kJ(90 kcal)。根茎类一律以净食部分计算。

表3　等值蔬菜交换表

食　　品	重量(g)	食　　品	重量(g)
大白菜、圆白菜、菠菜、油菜	500	绿豆芽、鲜蘑、水浸海带	500
韭菜、茴香、茼蒿	500	白萝卜、青椒、茭白、冬笋	400
芹菜、苤蓝、莴笋、油菜苔	500	倭瓜、南瓜、菜花	350
西葫芦、西红柿、冬瓜、苦瓜	500	鲜豇豆、扁豆、洋葱、蒜苗、胡萝卜	250
黄瓜、茄子、丝瓜	500	山药、荸荠、藕、凉薯	200
芥蓝菜、瓢儿菜、塌棵菜	500	慈姑、百合、芋头	100
雍菜、苋菜、龙须菜	500	毛豆、鲜豌豆	70

注：每份蔬菜类食品提供蛋白质5 g，碳水化合物17 g，热量376 kJ(90 kcal)，每份蔬菜一律以净食部分计算。

表4　等值水果交换表

食　品	重量（g）	食　品	重量（g）
柿子、香蕉、鲜荔枝	150	李子、杏	200
梨、桃、苹果	200	葡萄	200
橘子、橙子、柚子	200	草莓	300
猕猴桃	200	西瓜	500

注：每份水果提供蛋白质1 g，碳水化合物21 g，热量376 kJ（90 kcal）。每份水果一律以市品质量计算。

表5　等值豆类食品交换表

食　品	重量（g）	食　品	重量（g）
腐竹	20	北豆腐	100
大豆	25	南豆腐（嫩豆腐）	150
大豆粉	25	豆浆	400
豆腐丝、豆腐干、油豆腐	50		

注：每份大豆及其制品提供蛋白质9 g，脂肪4 g，碳水化合物4 g，热量376 kJ（90 kcal）。

表6　等值奶类食品和交换表

食　品	重量（g）	食　品	重量（g）
奶粉	20	牛奶	160
脱脂奶粉	25	羊奶	160
奶酪	25	无糖酸奶	130

注：每份奶类食品提供蛋白质5 g，碳水化合物6 g，热量376 kJ（90 kcal）。

表7　等值肉类食品交换表

食　品	重量（g）	食　品	重量（g）
熟火腿、香肠	20	鸡蛋粉	15
肥瘦猪肉	25	鸡蛋（大个带壳）	60

（续表）

食 品	重量（g）	食 品	重量（g）
熟叉烧肉（无糖）午餐肉	35	鸭蛋、松花蛋（大个带壳）	60
熟酱牛肉、熟酱鸭、大肉肠	35	鹌鹑蛋（6个带壳）	60
瘦猪牛羊肉	50	鸡蛋清	150
带骨排骨	50	带鱼	80
鸭肉	50	草鱼、鲤鱼、甲鱼、比目鱼	80
鹅肉	50	大黄鱼、鳝鱼、黑鲢、鲫鱼	80
兔肉	50	对虾、青虾、鲜贝	80
水发海参	100	蟹肉、水浸鱿鱼	100

注：每份肉类食品提供蛋白质9 g，脂肪6 g，热量376 kJ（90 kcal）。除蛋类为市品重量，其余一律为净食部分计算。

表8 等值硬果食品交换表

食 品	重量（g）	食 品	重量（g）
花生	15	核桃	13
葵花子	15	腰果	16
南瓜子	16	炒西瓜子	16
炒葵花子	15	黑芝麻	15

表9 等值油类食品交换表

食 品	重量（g）	食 品	重量（g）
花生油、香油（1汤匙）	10	猪油	10
玉米油、菜籽油（1汤匙）	10	牛油	10
豆油（1汤匙）	10	羊油	10
红花油（1汤匙）	10	黄油	10

注：每份油脂类食品提供脂肪10 g，热量376 kJ（90 kcal）。

表10   不同热量所需的各类食品交换份数

热量 KJ (kcal)	交换 单位 (份)	谷薯类		蔬果类		肉蛋类		豆乳类			油脂类	
		重量 (g)	单位 (份)	重量 (g)	单位 (份)	重量 (g)	单位 (份)	豆浆 量(g)	牛奶 量(g)	单位 (份)	重量 (g)	单位 (份)
5 020 (1 200)	14	150	6	500	1	150	3	200	250	2	2汤匙	2
5 876 (1 400)	16	200	8	500	1	150	3	200	250	2	2汤匙	2
6 694 (1 600)	18	250	10	500	1	150	3	200	250	2	2汤匙	2
7 532 (1 800)	20	300	12	500	1	150	3	200	250	2	2汤匙	2
8 368 (2 000)	22	350	14	500	1	150	3	200	250	2	2汤匙	2

注: 1. 表中括号中的数字为计算所得值, 所列的数据取整数, 以便于计算。2. 本表所列饮食并非固定模式, 可根据就餐的饮食习惯, 并参照有关内容加以调整。3. 配餐饮食可参看各类食物能量等值交换表, 做出具体安排。瘦肉50 g=鸡蛋1个=豆腐干50 g=北豆腐100 g, 牛奶250 g=瘦肉50 g+谷类(10～12 g)或豆浆400 g, 水果1个交换单位=谷类1个交换单位。